Nancy Loth

Eine gesundheitsfördernde Führung als Fundament für gesunde Mitarbeiter

Bibliografische Information der Deutschen Nationalbibliothek:

Bibliografische Information der Deutschen Nationalbibliothek: Die Deutsche Bibliothek verzeichnet diese Publikation in der Deutschen Nationalbibliografie; detaillierte bibliografische Daten sind im Internet über http://dnb.d-nb.de/ abrufbar.

Copyright © 2015 Diplom.de
Druck und Bindung: Books on Demand GmbH, Norderstedt Germany
ISBN: 9783956369742

Nancy Loth

Eine gesundheitsfördernde Führung als Fundament für gesunde Mitarbeiter

Diplom.de

Inhaltsverzeichnis

Einleitung und Problemstellung

1.1 Problemstellung

Die heutige Gesellschaft zeichnet sich durch Globalisierung und einen von wirtschafts- und sozialpolitischen Bevölkerungsbewegungen aus. Rohstoffe sind knapp und Unternehmen stehen unter ständigen Konkurrenzdruck. In Unternehmen wie einer Dienstleistungsgesellschaft sind die Mitarbeiter[1] der wichtigste Bestand für den Erfolg des Unternehmens.

Eine gesundheitsfördernde Führung als Fundament für gesunde Mitarbeiter ist daher zwingend erforderlich.

Entscheidende Faktoren sind die Unternehmenskultur und das Verhalten des direkten Vorgesetzten. Beides hat Einfluss auf die Gesundheit der Mitarbeiter. Auch Führungskräfte sind Stress und Beanspruchungen ausgesetzt. Eine fehlende *Work-Life-Balance*[2], zu hohe Anforderungen und daraus entstandene Überforderung führen zu einem Führungsstil der die Mitarbeiter belastet. Die Verantwortung jedoch liegt bei den Vorgesetzten die für die Gesunderhaltung und Leistungsfähigkeit ihrer Mitarbeiter verantwortlich sind.

Viele Führungskräfte sehen die Verantwortlichkeit, den Erhalt der Gesundheit von Mitarbeitern, nicht in ihrer Führungsaufgabe (Rudow, 2011, S.208).

Das Thema dieser Arbeit liegt deshalb auf der gesundheitsfördernden Führung und dem daraus resultierenden Beitrag für ein gesundes Unternehmen.

---

[1] Zur besseren Lesbarkeit wird in dieser Arbeit eine männliche Schreibweise bevorzugt. Die ausschließliche Verwendung der männlichen Form soll aber als geschlechtsunabhängig verstanden werden.
[2] Der Begriff *Work-Life-Balance* steht für einen Zustand, in dem Arbeit- und Privatleben miteinander zu gleichen Teilen in Einklang stehen.

1.2 Begriffsdefinitionen und Begriffsabgrenzungen

Zur besseren Verständlichkeit werden wichtige Begriffe kurz definiert und abgegrenzt.

1.2.1 Begriffsdefinition Führung

Führung ist das verantwortliche Leiten von Personen, Personengruppen und Institutionen. Dieses beinhaltet das Gestalten, Lenken und Entwickeln.

Die drei Funktionen ermöglichen dass ein Unternehmen in einer komplexen Umwelt überlebt und seine kollektiven Ziele erreicht. Führung beinhaltet alle Interaktionsprozesse, in denen eine gezielte soziale Beeinflussung von Menschen zur Erfüllung bestimmter Aufgaben im Rahmen einer strukturierten Arbeitssituation stattfindet (Kauffeld/Ianiro et al. 2011, S. 68). Diese Prozesse der Interaktionen unterscheiden sich hinsichtlich ihrer Reichweite in Unternehmens- und Personalführung (Urban, 2008, S. 667). Unternehmensführung umfasst alle Prozesse, die zur Beschaffung, Verteilung, Nutzung, Kontrolle und Entwicklung der Ressourcen einer Organisation dienen, um die Ziele des Unternehmens zu erreichen (Kauffeld/Ianiro et al., 2011, S. 68). Personalführung bezieht sich auf alle unmittelbaren, wechselseitigen Interaktionsprozesse, die zwischen der Führungskraft und dem Mitarbeiter stattfinden und eine Verhaltenslösung sowie eine Verhaltenssteuerung bewirken (Jung, 2011, S. 410, Zimber 2006, S.6). Die Führungskraft hat dadurch direkten Einfluss auf gesundheitsfördernde oder schädigende Verhaltensmuster ihrer Mitarbeiter. In dieser Arbeit soll verdeutlicht und bewusst gemacht werden wie wichtig eine direkte Mitarbeiterführung ist.

1.2.2 Begriffsdefinition Führungskräfte

Führungskräfte sind Personen mit Personal- und Sachverantwortung. Sie haben auf Grund ihrer hierarchischen Stellung Einfluss auf das gesamte Unternehmen und seinen wichtigsten Teilbereichen (Bartscher). Führungskräfte verarbeiten von außen kommende Faktoren um daraus entsprechende Maßnahmen abzuleiten. Sie sind verantwortlich für die Funktionsfähigkeit ihres Zuständigkeitsbereichs (Team, Gruppe, Abteilungen) und für einen effizienten Ablauf von Prozessen (Kübel, 1994, S. 32f, Urban, 2008, S.79). Die Kommunikation und Vernetzung mit den angrenzenden Teilsystemen ist von hoher Bedeutung. Als Verdeutlichung erfolgt in einer Abbildung ein Mindmap.

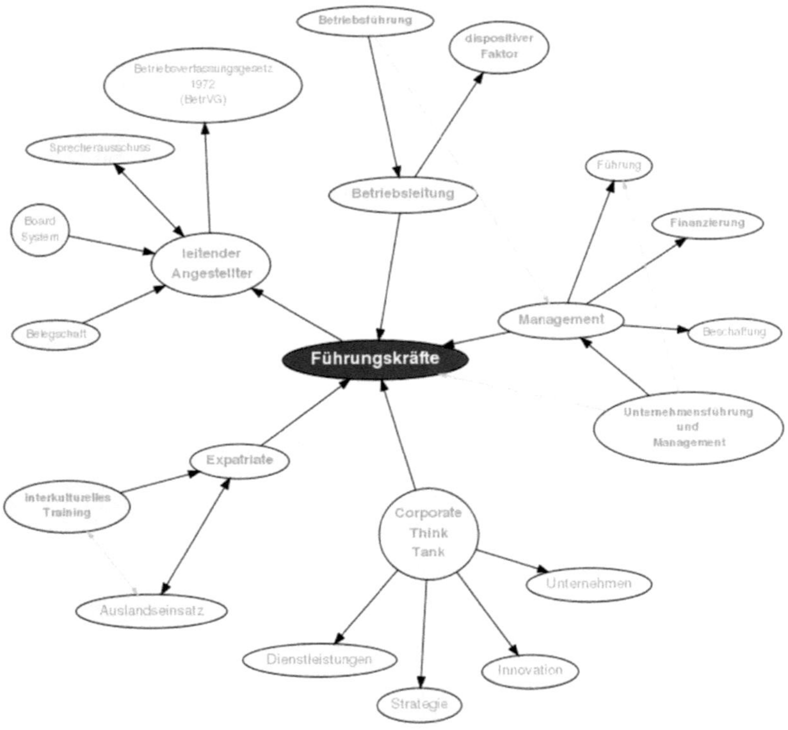

Abb.1: Mindmap Führungskräfte, (Bartscher)

In der Abbildung 1 ist zu erkennen dass sich die Definition „Führungskraft" auf alle Positionen im Unternehmen stützt. Auch das Management und Führungskräfte der mittleren und unteren Ebenen haben durch direkte Interaktion mit Mitarbeitern einen entscheidenden Einfluss auf die Mitarbeitergesundheit.

Eine Studie von der Bertelsmann-Stiftung und von mourlane management consultants in Frankfurt kann auf Basis der vorliegenden Daten folgende Kernaussage treffen:

„Es konnte in dieser Studie erneut ein starker Hinweis darauf gefunden werden, dass Führungskräfte mit ihrem Führungsverhalten einen bedeutenden Einfluss auf die Gesundheit und die Arbeitszufriedenheit der Mitarbeiter haben. Es konnte außerdem zum ersten Mal gezeigt werden, dass dies in hohen Maße für ein Führungsverhalten zutrifft, welches auf die psychologischen Grundbedürfnisse eines Menschen nach Orientierung

& Kontrolle, nach Sinn &Stimmigkeit (Kohärenz), nach Lustgewinn & Unlustvermeidung, nach Selbstwerterhöhung & Selbstwertschutz und nach Bindung abzielt. Der größte Zusammenhang bestand hier zu dem Faktor Kohärenz, also dem Bedürfnis nach „Sinn & Stimmigkeit" eines Menschen. Dies gibt wiederum einen starken Hinweis darauf, dass Führungskräfte vor allem durch ein authentisches, vorbildliches und sinnvermittelndes Führungsverhalten einen positiven Einfluss auf die Zufriedenheit und die Gesundheit ihrer Mitarbeiter nehmen können „ (Mourlane, 2013).

Dies zeigt die an hohe Bedeutung einer vom obersten Management getragenen gesundheitsorientierten Führungskultur, da sich eine solche Führung direkt und indirekt auf die unteren Hierarchieebenen auswirkt. Doch auch da sollten die unteren Führungsebenen den Blick im Bereich gesunder Führung nicht verlieren.

1.2.3 Begriffsdefinition Gesundheit

Nach der Definition der Weltgesundheitsorganisation WHO ist Gesundheit ein Zustand eines vollkommenen körperlichen, psychischen und sozialen Wohlbefinden und nicht allein das Fehlen von Krankheit (vgl. Badura/Steinke, 2011, S. 15, Joiko/Schmauder et al., 2010, S. 41, Kauffeld/Hoppe, 2011, S. 225). Antonovsky beschreibt Gesundheit als keinen Normalzustand, sondern Gesundheit ist das Ergebnis verschiedener Prozesse, die dazu führen, dass ein Mensch sich auf einen Kontinuum zwischen den Polen Gesundheit und Krankheit befindet (vgl. Antonovsky,1997). Außerdem entwickelte Antonovsky die Theorie der Salutogenese deren Fokus auf die gesundheitserhaltende und sich nicht auf die krankmachenden Faktoren fokussiert. Mit der Salutogenese beschreibt er wie Menschen mit Belastung erfolgreich umgehen und damit ihre eigene Gesundheit fördern.

Eines der enormsten Gesundheitsrisiken des 21. Jahrhundert stuft die WHO chronischen Stress ein (vgl. Buchenau/Hofman 2012, S.52, Fischer, 2009, S. 57).

Unter Stress wir ein kurzzeitiger oder langzeitiger (chronischer Stress) Zustand beschrieben der durch erhöhte Aktivität verstanden wird. Dieses wird verursacht durch das Erleben von Bedrohung oder Gefährdung. Dabei entstehen negative Gefühle wie Angst, Ärger, Wut und Aggressivität (vgl. Rudow 2011).

Im heutigen Arbeitsalltag dauern Stresssituationen deutlich länger an und werden ungemerkt zu Dauerstress. Der Körper reagiert darauf mit verschiedenen Reaktionen wie beispielsweise Herz-Kreislauferkrankungen oder Migräne.

2 Zielsetzung

2.1 Vorgehensweise

Diese Arbeit befasst sich mit der Frage welche Aspekte der Mitarbeiterführung einen positiven Einfluss auf die Gesundheit der Mitarbeiter haben.

Ziel der Untersuchung ist es, in Anwendung mit theoretischen Modellen die Facetten eines gesundheitsfördernden Führungsstil zu entwickeln und daraus die Anforderungen an die Führungskräfte und die Personalentwicklung zu erstellen. Weiterhin soll die aufgestellte These „**Eine gesundheitsfördernde Führung als Fundament für gesunde Mitarbeiter**" bewiesen werden.

Aus diesen Erkenntnissen werden Maßnahmen zur Festigung gesunder Führung im Unternehmen konzipiert.

Initial wird beleuchtet, welche Faktoren für die Gesundheit der Mitarbeiter und dessen Führungskräfte verantwortlich sind und welche Einflüsse die Gesundheit schädigen.

3 Gesundheit von Personen mit unterschiedlicher hierarchischen Stellung

3.1 Krankenstand und daraus resultierende wirtschaftliche Konsequenzen in deutschen Unternehmen

3.1.1 Ermittlung des Krankenstandes in Deutschland

Die inhaltliche Grundlage des Kapitels 3.1 bildet die Frage, ob Führungskräfte einen direkten Einfluss auf die Gesundheit der Mitarbeiter haben. Zur Lösung dieser Frage wird der Krankenstand in deutschen Unternehmen betrachtet.

Zur Verdeutlichung der krankheitsbedingten Fehlzeiten [3] werden die Daten erwerbstätigen Mitglieder der Krankenkasse (AOK) herangezogen.

---

[3] Fehlzeiten sind alle Abwesenheiten in denen der Mitarbeiter dem Unternehmen nicht zu Verfügung steht. Eine krankheitsbedingte Fehlzeit ist die Abwesenheit aufgrund eines Körper oder Geisteszustandes der eine Heilbehandlung erfordert (vgl. Rudow, 2011, S. 237)

Die Krankenkasse (AOK) wurde gewählt weil sie den größten Marktanteil in Deutschland besitzt. Ein Grund dieser Vorgehensweise ist das man dadurch die Entwicklungen
und Veränderungen der krankheitsbedingten Fehlzeiten und der daraus resultierenden
Kosten für die deutsche Wirtschaft sehr gut veranschaulichen kann und die Thematik
eines gesunden Führungsstils sensibilisiert.

Eine schwierige Aufgabe ist es die Krankenstände von Führungskräften zu ermitteln
da sie meistens privat versichert sind und nicht in den Statistiken der Krankenkassen
erfasst werden. Die Krankenkassen erfassen nur die freiwilligen Versicherten.

Ein weiterer schwieriger Punkt ist das bei Krankenständen lediglich die Abwesenheit
der Mitarbeiter erfasst werden und nicht der Grund der Krankheit.

Beobachtungen zeigen das Fehltage nicht nur durch krankheitsbedingte Faktoren er-
scheinen sondern sie haben meistens auch einen motivationsbedingten Hintergrund.
Diesen nennt man auch Absentismus, das heißt das „krank" machen an Montagen oder
Freitagen. Häufig dafür ist ein Grund bei Konflikten oder Umsetzungsproblemen (vgl.
Rudow, 2011, S.238).

3.1.2 Deutsche Unternehmen und ihre Krankenstände

Eine Analyse des Krankenstandes soll klären an welchen Krankheiten die Mitarbeiter
und Führungskräfte leiden und ob die Gründe Anhaltspunkte für einen möglichen Einfluss der Führungskräfte bilden.

Der Krankenstand in deutschen Unternehmen lag im Jahre 2010 bei 4,8 Prozent. Folgende sechs Krankheitsarten dominierten:

Tab. 1: Dominanz der Krankheitsarten (eigene Darstellung)

Krankheitsarten	Anteiligkeit in Prozent
Erkrankung der Muskel und Skelett	24,2 %
Verletzungen jeglicher Art	12,9 %
Atemwegserkrankungen	12 %
Psychische Erkrankungen	9,3 %
Erkrankungen der Verdauungsorgane	8,8 %
Erkrankungen des Herz-Kreislaufsystems	6,6 %

Interessant für die Betrachtung ist der Anstieg der Muskel-Skelett Erkrankungen um 1,2 Prozent im Vergleich zum Jahr 2009 und der Anstieg der psychischen Erkrankungen um 0,7 Prozentpunkte.

Unter psychischen Erkrankungen zählt auch das sogenannte Seelenleiden. 98 000 Beschäftigte in Sachsen - Anhalt haben schon einmal verschreibungspflichtige Medikamente genommen, um am Arbeitsplatz leistungsfähiger zu sein. Eine Studie zeigt das die Entwicklungen der Fehlzeiten bei den psychischen Erkrankungen um 25 Prozent (2014) zugenommen hat. Insgesamt stieg der Krankenstand auf 5,0 Prozent. Er lag damit deutlich über dem Bundesdurchschnitt von 3,9 Prozent (Wochenspiegel, 2015).

Seit 1999 stiegen die Fehlzeiten aufgrund psychischen Erkrankungen um fast 80 % (vgl. Meyer/Stallauke et al. 2011, S.223f.) Mitarbeiter mit psychischen Erkrankungen haben im Durchschnitt die längeren Ausfallzeiten, siehe Abbildung unten.

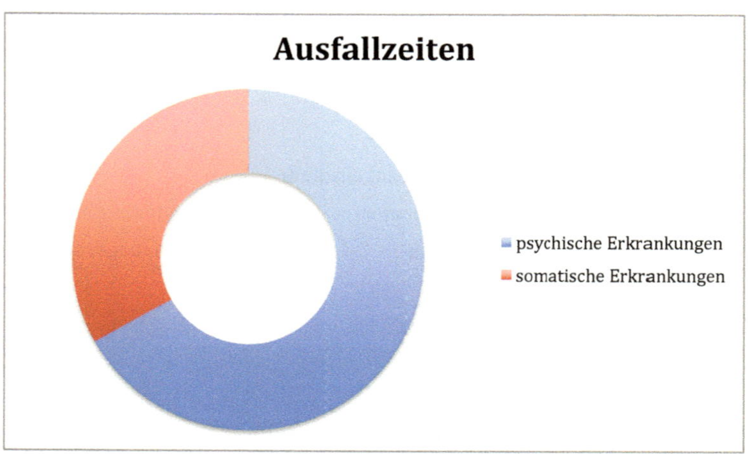

Abb. 2: Durchschnittliche Ausfallzeiten, (eigene Darstellung)

Psychische Erkrankungen sind in der Branche aber unterschiedlich verteilt. Ein Beispiel ist die Baubranche dort gibt es den geringeren Anteil an Erkrankungen mit 6 % währenddessen die Dienstleistungsbranche ganze 12,9 % zu verzeichnen hat (vgl. Meyer/Stallauke et al., 2011, S. 223f.). Ein Grund dafür könnte sein das die Baubranche eher eine männerdominierte Berufsgruppe ist und psychische Erkrankung meist als Schwäche angesehen wird und somit nicht als die psychische Erkrankung vermerkt ist. Hier kommen eher zum Vorschein die Rückenschmerzen oder Herz-/ Kreislauferkrankungen.

Auch diese Erkrankungen können mit psychischen Belastungen zusammen hängen man erkennt sie nur nicht und schreibt sie anderen Diagnosen an.

ist die berufliche Stellung im Verhältnis zu krankheitsbedingten Fehlzeiten. Arbeiter haben den höchsten Anteil mit 21,2 an Arbeitsunfähigkeitstagen pro AOK Mitglied, während Angestellte gerade mal 13 Tage arbeitsunfähig sind. Diese hat verschiedene Ursachen. Arbeiter sind oft höheren psychischen Belastungen ausgeliefert und haben eine höhere Unfallgefahr als Angestellte die Bürotätigkeiten nachgehen. Arbeiter sind in ihrem Handlungsspielraum eingeschränkt und besitzen oft keine größere Verantwortung, dieses könnte zu negativen Emotionen führen. Negative Auswirkungen eines Gesundheitszustands haben auch außerberufliche Lebenssituationen wie eine schlechte Wohnsituation, Ernährung oder geringe Erholungszeiten (vgl. Meyer/Stallauke et al. 2011).

Angestellte hingegen sind motivierter und besitzen eine höhere Identifikation gegenüber ihrem Unternehmen. Sie haben meistens mehr Verantwortung und können sich dadurch freier entfalten was vermutlich zu positiven Emotionen führen kann.

Man könnte demnach vermuten das je höher die berufliche Stellung ist umso gesunder der Mensch. Jedoch ist dies ein Irrglaube. Managern wird eine dauerhafte hohe körperliche und psychische Belastung mit negativen Folgen für das Herz-Kreislaufsystem zugesprochen. Umgangssprachlich wird dies auch als Managerkrankheit bezeichnet (vgl. Kromm/Franke et al., 2009, S.28). Inwieweit dieses der Wirklichkeit entspricht wurde in der sogenannten SHAPE[4]-Studie wissenschaftlich überprüft und nicht bestätigt (vgl. Kromm/Frank et al., 2009, S.29).

Anders sieht es da bei weiblichen Führungskräften aus. Sie leiden häufiger an körperlichen Beschwerden als der Durchschnitt der weiblichen Bevölkerung, während männliche Führungskräfte deutlich weniger Beschwerden aufweisen als die durchschnittliche männliche Bevölkerung (vgl. Kromm/Frank et al., 2009, S.30-35).

---

[4] An der SHAPE-Studie (Studie an beruflich **hoch ambitionierten Persönlichkeiten**) nahmen ca. 500 Führungskräfte des mittleren und oberen Managements im deutschsprachigen Raum hinsichtlich ihres aktuellen und habituellen Gesundheitszustandes, beruflichen und privaten Belastungen, Arbeits- und Lebensbedingungen, Persönlichkeitseigenschaften und Work-Life-Balance, teil.

Eine Ursache könnte dafür sein das Frauen meistens einer Mehrfachbelastung ausgesetzt sind. Das heißt sie müssen Haushalt, Familie und Beruf gleichzeitig managen (vgl. Badura/Steinke, 2011, S. 51).Auch in der heutigen Gesellschaft und bei modernen Paaren übernehmen oft noch die Frauen den Hauptanteil der Tätigkeiten im Haushalt (Buchenau/Hofman, 2012, S. 19) .

Trotz dessen ist bei beiden Geschlechtern (männlich/weiblich) eine signifikante hohe Stressbelastung festzustellen. Arbeitsüberlastung, soziale Überlastung und Erfolgsdruck sowie Arbeitsunzufriedenheit, Mangel an sozialer Anerkennung und soziale Belastungen rufen chronische Stressbelastungen hervor (vgl.Kromm/Frank et al., 2009, S. 36). Wertschätzung, Achtung und Lob haben positive Auswirkungen und hohe Arbeitsanforderungen, geringe Kontrollmöglichkeiten und wenig soziale Unterstützung wirken sich negativ auf die Gesundheit der Mitarbeiter aus (vgl.Kromm/Frank et al., 2009, S. 40-47).

Die Auswertung des Krankenstandes zeigt, dass psychische Erkrankungen, chronische Stressbelastungen und Burnout zugenommen haben. Ein Resultat aus der Mehrfachbelastung von Familie und Beruf.

Die Gesundheit der Mitarbeiter und der Führungskräfte liegt deswegen auch in der Verantwortung des jeweiligen Unternehmens und dessen Hierarchieebenen. In den Bereichen Motivation, Arbeitzufriedenheit und Stressbewältigung besteht dringender Handlungsbedarf. Hier stehen die Führungskräfte an erster Stelle da sie in unmittelbaren Kontakt mit den Mitarbeitern stehen. Die Auswertung zeigt aber auch, dass die Führungskräfte selbst hohen Belastungen ausgesetzt sind, die sie möglicherweise daran hindert, ihre Mitarbeiter gesundheitsorientiert zu führen. Dieses bedeutet dass bei der Stressbelastung der Führungskräfte angesetzt werden muss um einen gesunden Führungsstil zu erreichen.

Verschiedene Krankheitsursachen in den unterschiedlichen Berufsgruppen fordern ein zielgruppenorientiertes betriebliches Gesundheitsmanagement sowie unterschiedliche Gesundheitsförderungs-, und Personalentwicklungsmaßnahmen für Arbeiter, Angestellte und Führungskräfte.

Der Fokus in dieser Arbeit liegt aber bei den Führungskräften.

3.1.3 Wirtschaftliche Konsequenzen

Wie oben beschrieben konnte festgestellt werden, dass das Unternehmen und seine Führungskräfte Einfluss auf die Gesundheit der Mitarbeiter nehmen. Daraus stellt sich die Frage, ob sich Investitionen in ein betriebliches Gesundheitsmanagement für das Unternehmen lohnt. Um dieses zu klären werden die wirtschaftlichen Folgen des Krankenstandes betrachtet.

Die Bundesanstalt für Arbeitsschutz und Arbeitsmedizin verursachten 2009 459,2 Millionen Arbeitsunfähigkeitstage. Dieses verursachte 75 Milliarden Euro Ausfall an Produktion und Bruttowertschöpfung (vgl. Meyer/Stallauke et al., 2011, S. 224). Das Statistische Bundesamt schätzt die gesamtwirtschaftlichen direkten Kosten für Krankheiten im Jahr 2008 auf 254 Milliarden Euro. 11,3 % davon werden den psychischen Erkrankungen zugeordnet (vgl. Kamp/Pickshaus, 2011, S.76).

Neben direkten Kosten entstehen den Unternehmen aber auch indirekte Kosten und diese werden hauptsächlich verursacht durch mangelnde Arbeitsmoral, hohe Fluktuation und die Attraktivität für externe Bewerber (vgl. Rudow, 2011, S. 235, Schmidt, 2012, S.47, Siemann, 2011, S. 10f.). Hohe Folgekosten verursachen auch überlastete Führungskräfte, sie wechseln häufiger den Job als weniger belastete Führungskräfte. Durch aufwändige Rekrutierungs- und Einarbeitungsprozesse steigen hier die Kosten enorm nach oben (vgl. Förster-Trallo/Rachfall, 2012, S.60).

Weitere Kosten entstehen den Unternehmen durch Präsentismus. Präsentismus beschreibt das Phänomen, dass die Mitarbeiter zwar zur Arbeit erscheinen aber aufgrund von physischen oder psychischen Beeinträchtigungen nicht die volle Leistung erbringen. Schätzungen ergeben dass auf zehn Tage pro Kopf und Jahr entgangener Arbeit durch Absentismus noch mal zehn bis zwanzig Tage entgangener Arbeit durch Präsentismus kommen (vgl. Badura/Steinke, 2011, S. 14,29, 36-46). Dieses basiert durch Daten der PARGEMA-Befragungen bei Führungskräften, die angaben an 8,3 Tagen krank zur Arbeit gegangen zu sein (vgl.Pangert/Schüpbach, 2011, S. 73).

Ohne eine Gegenrechnung der Investitionen im betrieblichen Gesundheitsmanagement lässt sich aufgrund der hohen direkten und indirekten Kosten darlegen dass sich die Investitionen in die Gesundheit der Mitarbeiter lohnen. Dieses ist aber nicht nur die Aufgabe der Mitarbeiter sondern auch die Aufgabe des Unternehmens und dessen Führungskräfte. Aufgrund der Entwicklung ist zu erwarten dass der Krankenstand weiter ansteigt. Interessant ist das mit zunehmenden Alter die Krankmeldungen sinken jedoch die durchschnittliche Dauer der Abwesenheit ansteigt (vgl. Netta, 2011, S. 180). Diese hohen Ausfallkosten werden in Zukunft dazu führen, dass die Reduzierung der krankheitsbedingten Abwesenheiten von Führungskräften ein entscheidender Wettbewerbsfaktor sein wird.

3.2 Gesundheitliche Einflussfaktoren

3.2.1 Das Belastungs-Beanspruchungs-Modell

Es wurde geklärt das Belastungen aus dem Arbeitsalltag die Gesundheit der Mitarbeiter und der Führungskräfte beeinflussen, nun muss das Ziel eines Unternehmens die Gesundheitsförderung sein. Welche Aspekte einen Einfluss auf die Gesundheit der Mitarbeiter und der Führungskräfte nehmen und welche Einflussmöglichkeiten die Führungskräfte auf die Gesundheit der Mitarbeiter haben, soll in diesem Kapitel geklärt werden.

Als Fundament wird das Belastungs-Beanspruchungs-Konzept von ROHMERT und RUTENFRANZ (vgl. Rohmert/Rutenfranz, 1975) aus dem Bereich der Arbeitswissenschaften herangezogen, welches zur Beschreibung und Erklärung von arbeitsbedingter Gesundheit und Krankheit dient.

Nach DIN EN ISO 10075 umfassen Belastungen alle Einflüsse, die extern auf die Mitarbeiter zukommen und auf ihn einwirken (vgl. Joiko/Schmauder et al., 2010, S.9). Eine Belastung besteht aus allen körperlichen, geistigen, sozialen Anforderungen, die bei der Übernahme einer Arbeitsaufgabe unter bestimmten Bedingungen entstehen (vgl. Holm/Geray, 2011, S. 6, Rudow, 2011, S. 37, Ulich, 2011, S.471). Wissenschaftlich betrachtet ist der Begriff Belastung wertfrei. Erst die negativen Einflüsse der Belastung auf den Mitarbeiter wird als Fehlbelastung benannt und ist zudem abhängig von den Leistungsvoraussetzungen des Individuums (vgl. Holm/Geray, 2011, S. 6., Joiko/Schmauder et al., 2010, S.9).

Belastungen treten in einzelnen Bereichen auf und überlappen sich, wie Abbildung 3 zeigt.

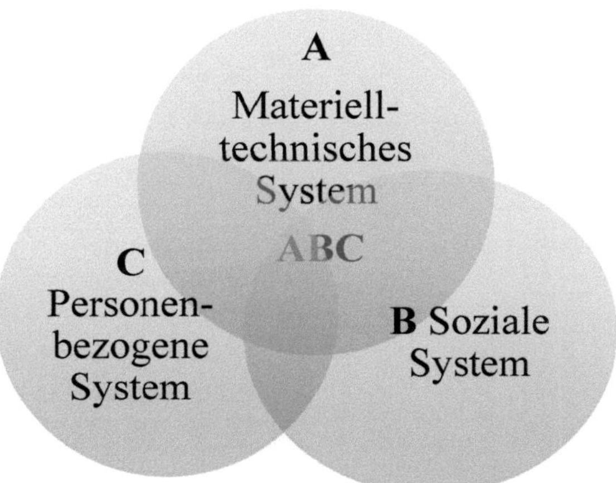

Abb.3: Belastungsfaktoren bei der Arbeit, (eigene Darstellung)

Die Zuordnung zu den einzelnen Bereichen ist in der folgenden Tabelle 2 zu entneh-
men.

Tab.2: Belastungsbereiche in der Arbeitswelt (vgl. Zimber,2006,S.3), eigene Darstellung

Belastungsbereiche	Belastungen
Materiell-technisches System (A)	<ul><li>Dichte</li><li>Störungen durch Maschinenausfall oder Störungen/ Ausfall IT Systeme</li><li>Ergonomische Belastungen wie falsche Körperhaltung, schwere Lasten</li><li>Umgebungseinflüsse (Hitze, toxische Stoffe, Lärm, Kälte, schlechte Luft)</li></ul>
Soziales System (B)	<ul><li>Fehlende Unterstützung</li><li>Fehlende Anerkennung</li><li>Mobbing</li><li>Soziale Konflikte mit Kollegen oder Vorgesetzten</li><li>Konkurrenzverhalten unter Mitarbeitern</li></ul>

Belastungsbereiche	Belastungen
Personenbezogenes System (C)	<ul><li>Familiäre Konflikte</li><li>Mehrfachbelastung durch Beruf, Haushalt und Erziehung</li><li>Angst vor Aufgaben, Misserfolgen</li><li>Mangelnde Berufserfahrung</li><li>Ineffiziente Handlungsstile</li></ul>
Materiell-technisches und soziales System (AB)	<ul><li>Strukturveränderung im Unternehmen</li><li>Wechsel der Umgebung, Kollegen oder Aufgabe</li><li>Räumliche und/oder soziale Isolation</li><li>Informationsmangel</li><li>Informationsüberlastung</li></ul>
Soziales und personenbezogenes System (BC)	<ul><li>Termindruck durch enge zeitliche Vorgaben</li><li>Rollenkonflikte</li></ul>
Personenbezogenes und materielles technisches System (CA)	<ul><li>Zu hohe Anforderungen</li><li>Überempfindlichkeit bei Lärm</li></ul>
Materiell-technisches, soziales und personenbezogenes System (ABC)	<ul><li>Gestörtes Verhältnis von Mitarbeitern und beruflicher Tätigkeit</li><li>Betriebsklima</li></ul>

Als besonders belastend werden Nacht- und Schichtarbeit oder die Arbeit in Pflegeberufen beschrieben (vgl. Kauffeld/Hoppe, 2011, S. 228) dort treten meistens negative Belastungsfaktoren auf. Die Tabelle zeigt auf, dass der Fokus auf den psychischen Belastungen und weniger auf den physischen Belastungen liegt. Führungskräfte haben damit mehr Einflussmöglichkeiten wie zum Beispiel in dem Bereich des sozialen Systems oder des materiell-technischen und sozialen Systems. Eine Beanspruchung des Mitarbeiters ist dann gegeben wenn er mit der Ausführung der Arbeitstätigkeit beginnt.

Geistige und soziale Anforderungen gehören zu einer psychischen Beanspruchung und körperliche Anforderungen gehören zu einer physischen Beanspruch. Beides wird unterschieden zwischen kognitive und emotionale Beanspruchung die differenziert werden müssen, Erläuterung erfolgt in Tabelle 3.

Tab.3: Kognitive und emotionale Beanspruchung, (vgl. Rudow,2011, S.38f.)

Kognitive Beanspruchung	Emotionale Beanspruchung
<ul><li>Vorwiegend kognitive Leistungsvoraussetzung erforderlich</li><li>Über- oder Unterforderung durch Missverhältnis, wenn die persönlichen Leistungsvoraussetzungen mit dem geforderten Leistungsvoraussetzungen nicht übereinstimmen</li></ul>	<ul><li>Vergleich von Bedürfnissen oder Motiven und den wahrgenommenen Möglichkeiten zur Realisierung</li><li>Die Intensität der emotionalen Beanspruchung wird durch die Art und Größe der Diskrepanz zwischen den Bedürfnis und der Realisierungsmöglichkeit bestimmt</li></ul>

Die Einwirkungen der Belastungen auf den arbeitenden Menschen hängt, von den Rahmenbedingungen und den individuellen Bewältigungsstrategien ab. So kann für einen Fitnesstrainer die Anweisung, die Geräte zu einem bestimmten Zeitpunkt geputzt zu haben dann eine hohe emotionale Beanspruchung darstellen, wenn er im selben Zeitraum auch die Mitglieder betreuen soll.

Beanspruchungen können kurzfristig psychische oder physische Reaktionen hervorrufen, die als Beanspruchungsreaktion bezeichnet wird. Darunter zählen Stress, Monotonie, Ermüdung oder Leistungsabnahme. Hält die Beanspruchungsreaktion zeitlich länger an und verfestigt sich so redet man von Beanspruchungsfolgen. Diese Folgen können sich in Krankheiten widerspiegeln wie Burnout, Suchtverhalten, Unzufriedenheit oder auch Fehlzeiten und vorzeitiger Ruhestand.

Aber nicht nur negative Reaktionen sind zu erwarten sondern es gibt auch positive Faktoren die betrachtet werden müssen.

So zeigen sich auch Reaktionen wie Lust, Freude, Glück, Flow[5] und Zufriedenheit, die aus der Tätigkeit bei der Arbeit entstehen können. Die Folge daraus ist ein allgemeines Wohlbefinden welches gemäß nach Definition ein wichtiger Punkt für die psychische Gesundheit ist (vgl.Rudow, 2011, S. 116ff.).

Jeder Mitarbeiter oder Führungskraft sollte über eigene Ressourcen verfügen können. Ressourcen sind eine Mittlerfunktion zwischen Belastung und Beanspruchung. Stehen sie dem Menschen in ausreichender Form zur Verfügung können Fehlbelastungen vermieden oder gemindert werden und die Beanspruchungsreaktionen und dessen Folgen verringert oder vermieden werden (vgl.Gunkel/Grofmeyer et al., 2011, S. 127f.). Ressourcen lassen sich unterteilen und können folgendermaßen (Abbildung 4) kategorisiert werden:

---

[5] Flow ist eine spezifische Form des positiven Erlebens von Arbeit. (vgl. Rudow, 2011, S. 45-49).

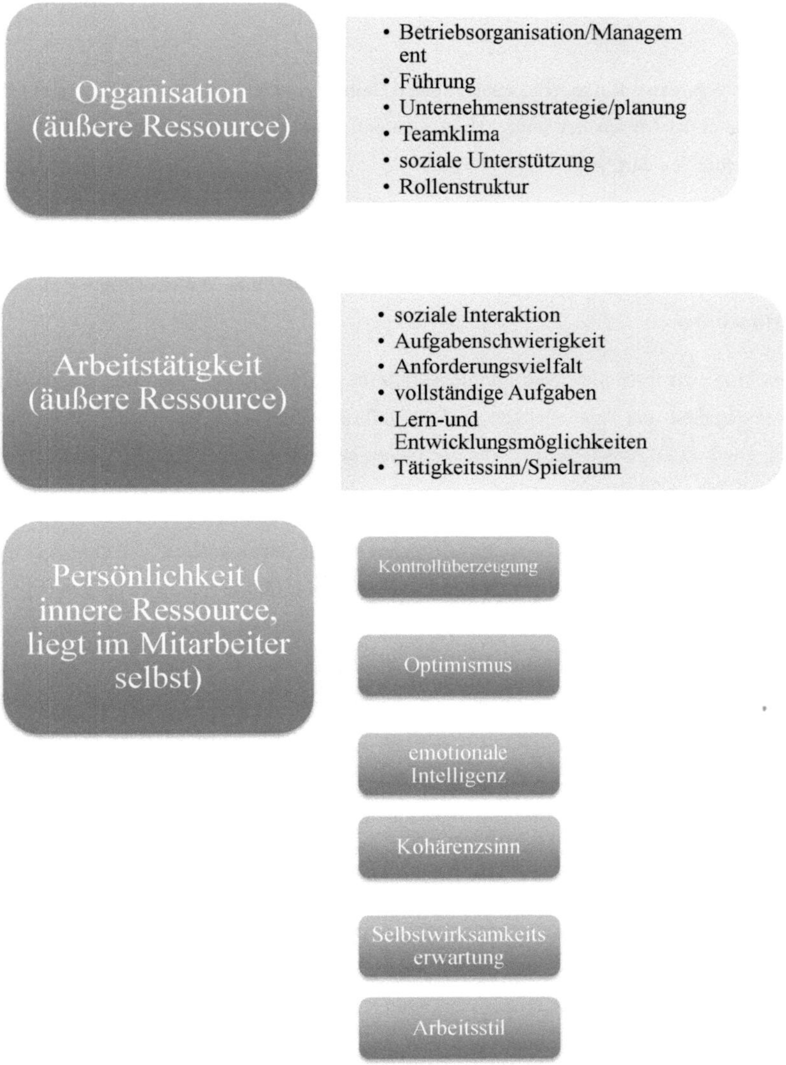

Abb.4: Kategorien der Ressourcen, (eigene Darstellung)

Die abgebildeten Ressourcen können einen Beitrag zur Gesundheit der Mitarbeiter leisten wenn der Mitarbeiter seine Fähigkeiten entfalten kann und seine Handlungskompetenz einsetzen darf.

3.2.2 Einflüsse der Führungskraft auf das gesundheitliche Wohlbefinden der Mitarbeiter

Es lässt sich feststellen dass Führungskräfte in den drei Kategorien Organisation, Arbeitstätigkeit und Persönlichkeit großen Einfluss gegenüber ihren Mitarbeitern haben. Sie sind dafür verantwortlich Veränderungen nach oben weiter zu geben und können somit das positive Klima im Unternehmen beeinflussen.

Besonders im Bereich Arbeitstätigkeit tragen sie eine leitende Rolle und nehmen Verantwortung für die Aufgabenverteilung und sind somit für die Entwicklung ihrer Mitarbeiter zuständig. Man könnte auch sagen, dass die Führungskraft einen Einfluss auf die Persönlichkeit der Mitarbeiters hat. In dem er dem einzelnen Mitarbeiter Aufgaben zuteilt die ihn in seiner persönlichen Entwicklung unterstützt und zum anderen muss sie den Rahmen der allgemeinen Fürsorgepflicht (vgl. Joiko/Schmauder et al., 2010, S.25) entsprechen. Das heißt zum Beispiel eine Überbearbeitung vermeiden wenn es möglich ist und ihm Hilfestellung anbieten. Belastungen die man verändern kann sollten verringert oder beseitigt werden. Grundsätzlich müssen Unternehmer die Arbeit so gestalten, dass eine Gefährdung für Leben und Gesundheit möglichst vermieden und die verbleibende Gefährdung möglichst gering gehalten wird (vgl. Joiko/Schmauder et al., 2010, S. 41 ff.).

Die Führungskraft wird auch dazu angehalten darauf zu achten das die Mitarbeiter den Arbeits- und Gesundheitsschutz beachten. Das Tragen der entsprechenden Schutzkleidung und Unterweisungen gehören zu seinen Aufgaben. Dieses ist alles gesetzlich geregelt und festgehalten, etwas schwieriger gestaltet sich das Einwirken auf nicht gesetzlich geregelte Belastungen. Hier zählt zum Beispiel das Mobbing darunter. Dafür muss die Arbeitsumgebung von dem Mitarbeiter genau betrachtet werden und Handlungsansätze stattfinden. Entweder über Gespräche oder sogar Versetzungen.

Indirekt hat die Führungskraft auch einen Einfluss auf die Beanspruchung seiner Mitarbeiter und kann diese aber positiv hervorrufen (vgl. Oetting, 2008, S. 57). Ein neues wichtiges Projekt übergibt man zum Beispiel seinen erfahrenen und wissbegierigsten Mitarbeiter. Er besitzt die volle Verantwortung über das neue Projekt, kann sich damit identifizieren. Es kann ihm in seinen Fähigkeiten bestärken und zu einem Glücksgefühl und Selbstvertrauen verhelfen.

In der Abbildung 5 wird deutlich dargestellt welche Einflussmöglichkeiten eine Führungskraft besitzt und wie man diese in einen Belastungs-Beanspruchungsmodell integrieren kann um die Gesundheit eines Mitarbeiters zu fördern.

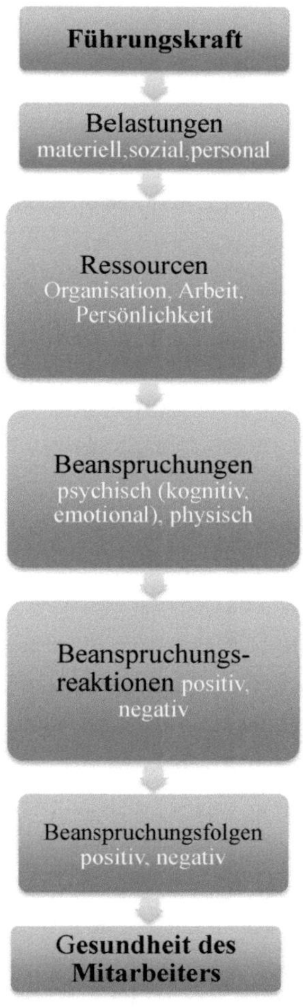

Abb. 5: Einflussmöglichkeiten eine Führungskraft, (eigene Darstellung)

In der Abbildung 5 konnte gezeigt werden, dass Führungskräfte durch konzentrierte Aufmerksamkeit gegenüber ihren Mitarbeitern einen entscheidenden Einfluss auf die Gesundheit der Mitarbeiter haben. Welche wichtigen Aspekte für gesunde Führung verantwortlich sind wird nun im nächsten Abschnitt erläutert.

3.3 Fundamente gesunder Führung

3.3.1 Veränderung der Menschenbilder

Menschenbilder stellen Bezugssysteme dar, die die Werte der Gesellschaft und die Verhaltensweisen der Menschen beeinflussen und helfen, die Bewertungsstandards und Gestaltungsrichtlinien für die Arbeitstätigkeit und die Organisationsstrukturen zu verstehen (vgl. Eberhardt, 2009, S. 283, Kauffeld/Sauer, 2011, S. 16). Die Entwicklung der Menschenbilder bildet das Fundament, um die Konzepte und Theorien gesunder Führung analysieren zu können. Im Laufe der Zeit haben die Menschenbilder sich anhand der veränderten Bedürfnisse gewandelt und somit auch die Ansprüche an die Mitarbeiterführung. Es besteht die Hypothese in der jetzigen Zeit das sich eine Tendenz zur Gesundheitsorientierung im Arbeitsleben feststellen lässt.

Im 1900 Jahrhundert war der Mitarbeiter noch unmündig und musste geführt werden. Man ging davon aus das bestimmte Menschen zum Führen geboren seien und das sie ausschließlich für den Erfolg des Unternehmens verantwortlich waren. Diese Ansicht wurde mit der Industrialisierung verändert und man legte wert auf Arbeitsteilung und die Trennung von dispositiven und ausführenden Tätigkeiten (vgl. Jung, 2011, S.375).

TAYLOR (vgl. Taylor, 1922) entwickelte die Annahme des Economic Man (Rational Man), das heißt das sich der Mensch durch ökonomische Reize (Geld) motivieren lässt. Gefühle sind irrational und seine Interessen liegen entgegengesetzt zur Organisation. Somit herrscht keine Selbstdisziplin und Selbstkontrolle und es ist Fremdkontrolle nötig.

Anfang des 20. Jahrhunderts wurde primär so gearbeitet, psychische und soziale Motive spielten keine Rolle und waren nicht wichtig für eine Arbeitsaufnahme.

Ausgehend von der Human-Relations-Bewegung 1930 entwickelte sich der Social Man. Bei diesen Menschentyp ist von höchster Bedeutung die sozialen Bedingungen und zwischenmenschlichen Beziehungen am Arbeitsplatz. Seine Leistung hängt von diesen Voraussetzungen ab. Hier rückt die motivationale und emotionale Bedeutung sozialer Beziehungen in den Vordergrund und ist sehr wichtig bei der Betrachtung von Führung (vgl. Jung, 2011, S.37 ff.).

1950 traten weitere Erscheinungen in den Vordergrund wie der Self- actualizing Man und der Complex Man. Der Selfactualizing Man entwickelt und verwirklicht sich selber. Er strebt nach Autonomie und Selbstverwirklichung durch eigenverantwortliches und situationsangepasstes Handeln. Er motiviert sich indem er sich entfaltet und seine Potenziale und Fähigkeit sinnvoll und ausgiebig nutzen kann. Auch MASLOW (vgl. Maslow, 1943) ist ein bedeutender Vertreter vom „Selfactualizing Man".

Der „Complex Man" ist ein vielschichtiger Mensch der von der jeweiligen Situation und dem Entwicklungsstand des Individuums beeinflusst wird. Er ist wandlungsfähig, lernfähig und flexibel (vgl. Jung, 2011, S. 380).

Die Gesellschaft hat sich seit 1990 in Kommunikations- und Informationstechnologien stark weiter entwickelt. Kommunizieren, Leben und Arbeiten ist seit der Zeit der Technologien anders. Der Mensch arbeitet gern in Kooperationen und ist in Netzwerken aktiv. Man nennt diese Art auch den „Virtual Man". Beim „Virtual Man" besteht die Gefahr einer Isolation durch fehlende sozialen Kontakte. Er besitzt ein erhöhtes Stresspotenzial durch Flexibilisierung, befristete Verträge und Unsicherheiten in der Arbeitsumgebung.

3.3.2 Anpassung gesunder Führung

Die Bedürfnisse der Menschen haben sich im letzten Jahrhundert stark verändert und es rückt immer mehr die Selbstverwirklichung des einzelnen Individuum in den Mittelpunkt. Unternehmen und Führungskräfte müssen sich daher stärker mit den Mitarbeitern und ihren Bedürfnissen auseinander setzen. Das Verlangen nach eigenverantwortlichen Handeln nimmt zu und die Führungskräfte müssen dieses bei der Aufgabendelegation beachten. Sie müssen die Rahmenbedingungen dafür schaffen, sodass der Mitarbeiter seine Potenziale entfalten kann.

Weiterhin sollte beachtet werden dass ein Team oft aus unterschiedlichen Generationen stammt und somit auch unterschiedliche Menschenbilder vorliegen. Es kann sein das einen älteren Mitarbeiter oft die sozialen Kontakte ausreichen um motivierte Arbeit zu leisten. Ihm sind inhaltliche Aufgaben und Karriereentwicklung nicht so wichtig als einem jüngeren Mitarbeiter. Auch der Umgang mit Kommunikation kann zwischen einem älteren und jüngeren Mitarbeiter unterschiedlich sein. Während der jüngere Mitarbeiter den regelmäßigen Umgang mit sozialen Netzwerken und E-Mail kennt, kann dieses bei älteren Mitarbeitern zu Unsicherheiten führen und sie bei der Umsetzung ihrer Aufgabe hindern. Hier ist es die Aufgabe der Führungskraft sich mit dem Bedürfnissen der Mitarbeiter auseinander zu setzten und sie gemäß ihrer Qualifikation einzusetzen oder eventuell zu qualifizieren. Die zunehmende Flexibilisierung und der ansteigende Druck führt zu einem höheren Stresspotenzial und damit verbundenen krankheitsbedingten Ausfallzeiten bei den Mitarbeitern. Durch diese hohen Kosten wird ein Fundament für ein steigendes Gesundheitsbewusstsein geschaffen und die zunehmende wirtschaftliche Bedeutung dafür begriffen. Dieses wird auch von KONDRATIEFF (bezeichnet konjunkturelle Schwankungen mit einer Dauer von 40-60 Jahren) bestätigt. Nach dessen Untersuchungen ist der Auslöser für den sechsten KONDRATIEFF-Zyklus die Gesundheit und es werden Unternehmen davon profitieren, die ihr Wachstum auf Gesundheit ausrichten.

3.4 Führung

3.4.1 Eigenschaftstheorien

Da eine Veränderung auch eine Anpassung erfordert soll in Kapitel 4.4.1 wichtige Aspekte von ausgewählten Führungstheorien hinsichtlich ihrer Bedeutung für einen gesundheitsorientierten Führungsstil analysiert werden.

Die Fähigkeit zur Personalführung hängt von angeborenen oder erworbenen Persönlichkeitsfaktoren ab und ist stabil-, zeit- und situationsabhängig (vgl. Kauffeld/Ianiro et al., 2011, S. 70). Dieses beschreibt den „Economic Man und es sagt das nur wenige Menschen mit bestimmten Eigenschaften als Führungsperson geeignet sind (vgl. Jung, 2011, S. 416).

In der kommenden Abbildung 6 stellte YUKI (vgl. Yuki, 2002) Eigenschaften zusammen die eine erfolgreiche Führung darstellt.

Selbstvertrauen	• Optimistisch Herausforderungen zu meistern. • Schwierige Aufgaben anzugehen und Rückschläge zu meistern.
Selbstbestimmung	• Verantwortung für das eigene Handeln übernehmen • Ist initiativ und planvoll und nimmt überzeugten Einfluss auf die Geschehnisse.
Integrität	• Ehrlich, ethisch korrekt, ist vertrauenswürdig und in ihrem Verhalten mit den kommunizierten Werten konsistent • Gewinnt Loyalität anderer.
Emotionale Reife und Stablilität	• Das Kennen von Stärken und Schwächen, ist nicht narzisstisch und von ihrem Status abhängig. Möchte sich stetig weiter entwickeln.
Mäßiges Erfolgsstreben	• Erfolg, Motivation und Aufgabenbezogenheit darf nicht zu stark sein. Das Ziel nicht aus den Augen verlieren.
Hohes Energieniveau und große Stresstoleranz	• Trotzt allen Wiederständen, trifft kritische Entscheidungen und verliert nie den eigentlichen Fokus.
Machtstreben um gemeinsame Bedürfnisse befriedigen zu können	• Dieses Person strebt nacht Macht und Autorität zum Vorteil der Organisation.
Niedriges Bedürfnis nach Sozialfrieden	• Unsozialen Einzelgängern haben kein Bedürfnis nach Gruppenzugehörigkeit

Abb.6: Erfolgreiche Führung, (vgl. Sohm, 2007, S.9, Yuki, 2002, S. 184-196)

Empirische Forschungen zeigen, dass die Zusammenhänge zwischen den Eigenschaften der Führungskraft und dem Führungserfolg gering sind, weshalb davon auszugehen ist das weitere Faktoren für den Führungserfolg verantwortlich sind (vgl. Jung, 2011, S. 417). Es ist festzuhalten das gesunde und erfolgreiche Führung gelernt werden kann.

3.4.2 Verhaltenstheorien

Ein weiterer Ansatz im Gegensatz zu Eigenschaftstheorien ist die Betrachtung der Verhaltenstheorien. Diese fokussieren sich auf den Führungsstil und den Auswirkungen der Mitarbeiter (vgl. Jung, 2011, S.417). Der Führungsstil bezeichnet dass typische Verhalten, welches zwar bestimmte Schwankungen, unterworfen ist aber in sich relativ geschlossen und von der Führungskraft wiederholt angewendet wird. Dieser Stil ist eine bestimmte Art und Weise, wie die Führungskräfte ihre Führungsfunktion ausführen und mit ihren individuellen Eigenschaften das Führungsverhalten umsetzen (vgl. Berthel/Becker. 2007, S.113).

Zu den früheren Führungsstilen gehören der patriarchalische, der autokratische, der bürokratische und der charismatische Führungsstil (vgl. Jung, 2011, S.422).

Der patriarchalische Führungsstil ist der eines Patriarchen der seinen Alleinherrschaftsanspruch durch den Alters- und Reifeunterschied gegenüber seinen Mitarbeitern begründet und die Mitarbeiter nicht an die Führung beteiligt.

Beim autokratischen Führungsstil ist die Führungskraft auch der alleinige Entscheidungsträger. Die Durchsetzung erfolgt mittels eines Führungsapparates, der die Umsetzung auch in großen Organisationen zulässt. Dieses erfordert jedoch vom Vorgesetzten ein hohes Maß an Detailwissen in allen Bereichen und die Ausführung der Aufgaben ohne kritische Hinterfragung von den Mitarbeitern (vgl. Jung, 2011, S. 423).

Vom autokratischen Führungsstil entwickelte sich der bürokratische Führungsstil. Dort existiert kein oberer Führer sondern es wird mittels eines hierarchischen Apparates mit genau abgegrenzten Kompetenzen und exakten Stellenbefugnissen geregelt. Dieser Stil erfordert jedoch ständige Kontrolle ob Kompetenzen eingehalten werden (vgl. Jung, 2011, S.423).

Beim charismatischen Führungsstil wird mit Persönlichkeit und Einmaligkeit des Vorgesetzten geführt. Der Vorgesetzte lässt keine Kritik zu und hat keinerlei Verpflichtungen gegenüber dem Mitarbeiter (vgl. Jung, 2011, S.423).

Diese Führungsstile sind jedoch mit den heutigen aktuellen Menschenbild und den Ansprüchen an gesunde Führung nicht mehr vereinbar. Aufgrund des Wertewandels und dem Wandel des Menschenbildes wurden weitere Ansätze zum Führungsverhalten entwickelt die sich an die Bedürfnisse der Mitarbeiter orientiert.

BLAKE und MOUTON (vgl. Blake/Mouton, 1995) stellten ein Verhaltensgitter auf was die Dimensionen Mitarbeiterorientierung und Aufgabenorientierung berücksichtigt. Unter Mitarbeiterorientierung wird ein Führungsverhalten verstanden, welches zwischenmenschliche Bedürfnisse besonders berücksichtigt. Bei der Aufgabenorientierung steht Leistung und Arbeitsvollzug im Vordergrund (vgl. Zimber, 2006, S.7).

Aus den beiden Dimensionen lassen sich insgesamt 81 verschiedene Führungsstile ableiten und 5 Grundtheorien. Im folgenden Abbildung 7 werden diese 5 Grundtheorien dargestellt und im laufenden Text beschrieben.

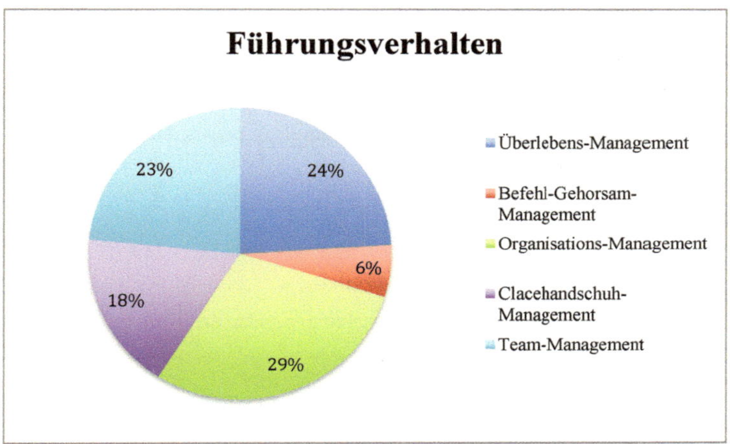

Abb.7: Führungsverhalten Management, (eigene Darstellung)

In dem Führungsververhaltensgitter von BLAKE und MOUNTON werden die einzelnen Managementstrategien wie in Abbildung 7 noch unterteilt in Mitarbeiterorientierung und Aufgabenorientierung. Je nach dem wie hoch oder niedrig diese sind werden die Managementstrategien eingeteilt.

Erläuterung:

1. *„Überlebensmanagement"* Minimale Anstrengung zur Erledigung der geforderten Arbeit, genügt gerade noch um sich im Unternehmen zu halten.
   - Aufgabenorientierung niedrig - Mitarbeiterorientierung niedrig

2. *„Clacehandschuh-Management"* Rücksichtsnahme auf die Bedürfnisse der Mitarbeiter nach zufriedenstellenden zwischenmenschlichen Beziehungen bewirkt ein gemächliches und freundliches Betriebsklima und Arbeitstempo.
   - Aufgabenorientierung niedrig - Mitarbeiterorientierung hoch

3. *„Team Management"* Hohe Arbeitsleistung vom engagierten Mitarbeiter und gemeinschaftlicher Einsatz für das Unternehmungsziel verbindet die Menschen in Vertrauen und gegenseitiger Achtung.
   - Aufgabenorientierung hoch - Mitarbeiterorientierung hoch

4. *„Befehl-Gehorsam-Management"* Der Betriebserfolg beruht darauf, die Arbeitsbedingungen so einzurichten, dass der Einfluss persönlicher Faktoren auf ein Minimum beschränkt wird.
   - Aufgabenorientierung hoch - Mitarbeiterorientierung niedrig

5. *„Organisationsmanagement"* Eine angemessene Leistung wird ermöglicht durch die Herstellung eines Gleichgewichts zwischen der Notwendigkeit, die Arbeit zu tun, und der Aufrechterhaltung einer zufriedenstellenden Betriebsmoral.
   - Aufgabenorientierung mittel - Mitarbeiterorientierung mittel

Der Clacehandschuh Führungsstil orientiert sich zwar sehr stark an den Mitarbeitern und deren Zufriedenheit und könnte deshalb als geeigneter Stil im Rahmen einer gesunden Führung bezeichnet werden jedoch könnte dieser Stil nie im harten Wettbewerb auf Dauer bestehen. BLAKE und MOUNTON stellten in empirischen Untersuchungen fest das der Führungsstil „Team-Management" am produktivsten ist. Er hat eine hohe Mitarbeiterorientierung mit einer hohen Aufgabenorientierung. Außerdem weisen Führungskräfte mit diesem Führungsstil die erfolgreichsten Karrieren auf und sind seelisch und körperlich am gesündesten (vgl. Prümper/Becker, 2011, S. 38, Jung, 2011, S. 428f.).

BLAKE und MOUNTON zeigen auf das sich ein gesunder Führungsstil mit hoher Mitarbeiter- und Leistungsorientierung nicht ausschließen. Von Wichtigkeit ist das die Führungskraft eine Balance zwischen Aufgaben- und Mitarbeiterführung finden, um einen gesunden Führungsstil umsetzen zu können.

3.4.3 Situationstheorien

HERSEY und BLANCHARD (vgl. Hersey/Blanchard, 1982) erklären diese Theorie mit einen Vier- Felder-Modell. Bei diesem Modell wird der Reifegrad eines Mitarbeiters berücksichtigt. Die Abbildung 8 zeigt ein Modell mit vier verschiedenen Führungsstilen auf.

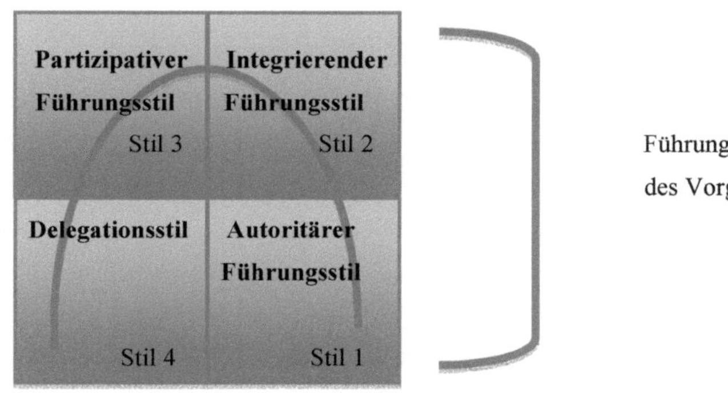

Abb. 8: Situationstechnisches Führungsmodell, (eigene Darstellung)

Die Kurve beschreibt den optimalen Führungsstil in Abhängigkeit vom Reifegrad des Mitarbeiters.

HERSEY und BLANCHARD meinen das der Führungsstil in Abhängigkeit von dem Reifegrad des Mitarbeiters ist. Mit dem Anstieg der Mitarbeiterreife nimmt der Aufgabenorientierte Führungsbedarf ab und bei einem „mittelmäßigen" Grad an Mitarbeiterreife ist das beziehungsorientierte Führungsverhalten besonders hoch.

Sie sind der Meinung dass eine Führungskraft alle vier Führungsstile beherrschen muss und sie abhängig vom Reifegrad des Mitarbeiters einsetzen soll.

Realitätsnah ist dieses jedoch nicht, da dieses hohe Anforderungen an diagnostischen Fähigkeiten einer Führungskraft erfordert und dieses selten erfüllt werden können.

Das Reifegradmodell ist theoretisch zu ungenau und wissenschaftlich zu wenig fundiert und findet in der Praxis wenig Anerkennung. Anderseits fördert es die Auseinandersetzung mit seinen eigenen Führungsverhalten.

HERSEY und BLANCHARD Ansätze unterscheiden sich jedoch von vielen anderen Ansätzen in der Art und Weise dass sie sich auf die unterschiedlichen Mitarbeiter einstellen und ihren Führungsstil anpassen. Ein Ansatz ihrerseits zur gesunden Führung wäre, wenn ein Mitarbeiter die Anforderungen seiner Position nicht erfüllt, ihn mit einem autoritären Führungsstil zu führen. Je besser der Mitarbeiter für seine Aufgaben qualifiziert ist, desto eher kann er an Entscheidungen teilhaben und es können Aufgaben an ihn delegiert werden. Die Qualifizierung von Mitarbeitern bestimmt den Führungsstil. So kann sichergestellt werden dass die Bedürfnisse der Mitarbeiter nach größeren Handlungsspielräumen befriedigt werden können und die Zufriedenheit gesteigert werden kann.

3.4.4 Interaktionstheorien

Eine weitere Theorie ist die sogenannte Interaktiontheorie. Hier wird sich auf die Interaktion zwischen dem Vorgesetzten und den Mitarbeitern fokussiert. Die Führungskraft zeigt hier kein einheitliches Führungsverhalten (vgl. Jung, 2011, S.419).

GRAEN und UHL-BIEN (vgl. Graen/Uhl-Bien, 1995) entwickelten auf dieser Basis die Theorie des Leader-Member-Exchanges (LMX). Die Grundidee des LMX ist es das jeder Vorgesetzte mit seinen Mitarbeiter eine individuelle Austauschbeziehung aufbaut (vgl. Schyns/Paul, 1999, Sohm, 2007, S.18).

In dieser Austauschbeziehung wird unterschieden zwischen Ingroup (hoher Austausch mit der Führungskraft) und Outgroup (geringer Austausch mit der Führungskraft). Die Mitglieder der Ingroup haben die Möglichkeit ihre Rollen und Aufgaben in Zusammenarbeit mit der Führungskraft wahrzunehmen und die Mitglieder der Outgroup bekommen ihre Aufgaben lediglich nur zugewiesen (vgl. Kauffeld/Ianiro et al., 2011, S. 74).

Eine Austauschbeziehung zwischen Führungskräften und Mitarbeitern unterliegt bestimmten Entwicklungsphasen. In der kommenden Tabelle 4 wird dieses verdeutlicht.

Tab.4: Austauschbeziehungen und ihre Entwicklungsphasen, (eigene Darstellung)

	1.Phase „Fremde"	2.Phase „Bekannte"	3.Phase „Partner"
Rollen	vorgegeben	austesten	verhandelt
Einflussnahme	einseitig	unterschiedlich	gegenseitig
Austausch	niedrig	mittel	hoch
Interessen	eigene	eigene-gemeinsame	gemeinsame

Die Entwicklungsphasen erfolgen in drei zeitliche Kategorien: Fremde, Bekannte und Partner. Am Anfang der Beziehung sind sich Führungskraft und Mitarbeiter fremd und die Initiative geht ausschließlich nur von der Führungskraft aus. Beide Parteien handeln in eigenem Interesse und tauschen kaum Informationen miteinander aus. Einige Beziehungen bleiben in dieser Phase stehen (Outgroup), andere entwickeln sich in Phase 2 weiter. Hier werden eigene aber auch gemeinsame Interessen ausgetauscht und es entwickelt sich Vertrauen, Respekt und Loyalität, die in Phase 3 (Ingroup) ihr Höhepunkt erreicht. In Phase 3 sind die Rollen klar definiert und beide Seiten haben das Gefühl, sich auf den anderen Partner verlassen zu können. Ihr Einfluss ist gegenseitig und sie tauschen qualifizierte Informationen und Leistungen aus, sodass das Unternehmen von ihren Beziehungen profitiert (vgl. Sohm, 2007, S. 19).

GRAEN und UHL-BIEN gaben die Empfehlung das Führungskräfte eine möglichst hochwertige Beziehung zu ihren Mitarbeitern aufbauen sollten. Empirische Untersuchungen ergaben zwar das keine höhere Leistung durch ein verbesserten Beziehungsaufbau entstanden, trotz dessen herrschte eine höhere Arbeitszufriedenheit und eine stärkere Bindung an das Unternehmen (vgl. Kauffeld/Ianiro et al.,2011, S.74).

In der Literatur wird an der LMX-Theorie kritisiert, dass immer ein Outgroup im Prozess des Beziehungsaufbaus vorhanden sein muss. Hier bestehen Bedenken, dass die unterschiedliche Intensität der Beziehungen zu Konflikten zwischen den Teammitgliedern führt, da sich ein Teil des Teams als Außenseiter fühlt. Die Aufgabe der Führungskraft ist es das sich jeder als Teil des Teams fühlt und das jeder das Gefühle hat ein respektiertes gleichwertiges Gruppenmitglied zu sein (vgl. Sohm, 2007, S.20).

Kommunikation, Vertrauen, Respekt und Verpflichtungen sind Bestandteile zwischenmenschlicher Beziehungen und in der LMX-Theorie verankert. Eine gesundheitsorientierte Führung sollte genau aus den Faktoren bestehen denn sie dienen der Arbeitszufriedenheit und der Gesundheit der Mitarbeiter.

Weitere wissenschaftliche untersuchten Führungsmodelle wie die transaktionale und die transformationale Führung, die erstmals von BURNS (vgl. Burns, 1978) beschrieben wurden.

Die transaktionale Führung beinhaltet die Befriedigung der Bedürfnisse jeden Einzelnen und hat daher nicht das Gesamtwohl der Organisation zum Ziel. Sie basiert auf individuelle Austauschbeziehungen zwischen Führungskraft und Mitarbeiter und dem Prinzip der Verstärkung. Die Mitarbeiter müssen mit negativen oder positiven Konsequenzen für ihr jeweiliges Verhalten rechnen. Klare Zielvorgabe, das Setzen von Anreizen und die Kontrolle sind hier die Aufgaben der Führungskraft (vgl. Kauffeld/Ianiro et al., 2011, S. 74f.) Hier ist wieder eine Orientierung zur Sachaufgabe und lässt die Mitarbeiterorientierung in den Hintergrund rücken. Empirische Studien zeigen dass das Setzen von Anreizen nur geringe positive Wirkung auf die Gesundheit der Mitarbeiter hat.

Der transformationale Führungsstil beruht auf einer Vision für die gesamte Organisation und der Beteiligung der Mitarbeiter an der Umsetzung und Erreichung dieser Vision. Hiermit soll eine hohe Arbeitszufriedenheit bei den Mitarbeitern erreicht werden, die sich positiv und gesundheitlich auf die Mitarbeiter auswirkt. Die Führungskraft hat die Aufgabe im Rahmen des transformationalen Führungsstils die Mitarbeiter bei der Umsetzung und Erreichung der Vision zu begleiten und zu unterstützen. Verschiedene Elemente wie Charisma, Inspiration und Motivation, Intellektuellen Stimulation und individualisierte Fürsorge sind bei einer transformationalen Führung unabdingbar. Charisma beschreibt dabei die Vorbildfunktion der Führungskraft und die Inspiration und Motivation bezieht sich auf die Anforderungen der Führungskraft auf die Mitarbeiter. Intellektuelle Stimulation umfasst die Möglichkeit der Führungskraft, die Mitarbeiter zu ermutigen, neue Perspektiven einzunehmen und eigene Meinungen zu vertreten. Individualisierte Führsorge beschreibt dass die Führungskraft sich um die Bedürfnisse der Mitarbeiter kümmert und sie im Arbeitsalltag berücksichtigt (vgl. Stippler/Moore et al., 2010, S. 7f.). In Tabelle 5 werden die Elemente noch mal zusammengefasst.

Charisma	Individualisierte Fürsorge	Intellektuelle Stimulation	Inspiration und Motivation
-Vorbildfunktion -Inspiration -Motivation /Enthusiasmus	-individuelle Betrachtung der Mitarbeiter -individuelle Führung und Förderung	- etablierte Denkmuster aufbrechen - neue Einsichten vermitteln	-durch eine Vision die Mitarbeiter motivieren - Bedeutung von Aufgaben und Zielen erhöhen

Tab. 5: Elemente der transformationalen Führung (in Anlehnung an Stippler/Moore et al., 2010, S.8)

Die transformationale Führung intergriert die Aspekte der Austauschbeziehungen zwischen Führungskraft und Mitarbeiter. Dieses macht die transaktionale Führung auch nur das die transformationale Führung vielmehr auf intrinsischen Motive (vgl. Werth, 2004, S. 203-208) und Emotionen zurückgreift.

Empirische Studien (vgl. Prümper/Becker, 2011, S.50, Skakon/Nielsen et al., 2010, S. 111-115) zeigen, dass eine transformationale Führung zu einer hohen Arbeitszufriedenheit bei den Mitarbeitern führt und sie zeigen auf wie wichtig eine respektvolle und Wertschätzung geprägte Beziehung zwischen Mitarbeitern und Führungskraft für die Gesundheit beider Parteien ist.

Nach der Betrachtung aller Führungstheorien wird aufgezeigt das eine Interaktion zwischen Mitarbeiter und Führungskraft für die Gesundheit von Mitarbeitern eine wesentliche Bedeutung hat. Um hohe Leistungen von den Mitarbeitern einzufordern muss die Führungskraft die Balance zwischen Aufgaben- und Mitarbeiterorientierung finden. Interaktionen zwischen Mitarbeiter und Führungskräfte mit Kommunikation, Vertrauen, Respekt und Verpflichtungen schaffen die Voraussetzungen für eine hohe Arbeitszufriedenheit.

Das Führungsverhalten muss jedoch erlernt und verändert werden. Dieses stellt eine wichtige Voraussetzung für die Etablierung gesunder Führung im Unternehmen dar.

3.5 Kommunikation

3.5.1 Theoretische Grundlagen der Kommunikation

In Kapitel 4.4 konnte gezeigt werden, dass Kommunikation bedeutsam für den Führungserfolg ist und ein wichtiges Führunsinstrument darstellt. In diesem Kapitel soll geklärt werden welche Aspekte bei der Kommunikation für gesunde Führung eine Rolle spielen und daraus sollen Regeln für eine gesunde Kommunikation abgeleitet werden.

Kommunikation umfasst drei wichtige Faktoren, Sender, Empfänger und Botschafter. Häufig enstehen Kommunikationsprobleme wenn die Zeichenvorräte, d.h. die verbalen und nonverbalen Aussagen, sich nicht überschneiden. Siehe erweitertes Kommunikationsmodell (Abbildung 9).

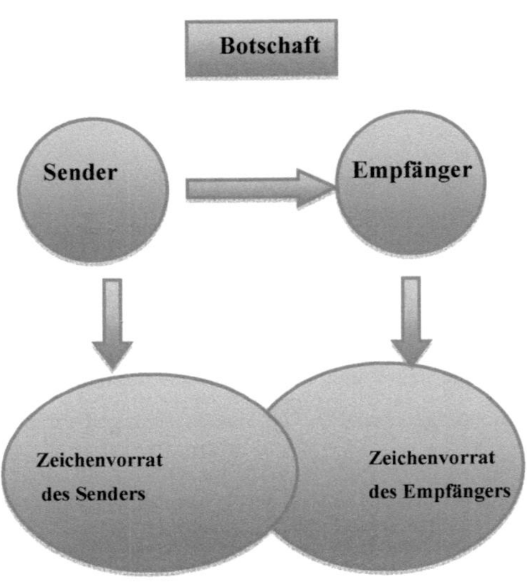

Abb. 9: erweitertes Kommunikationsmodell, (In Anlehnung an Mentzel/Grotzfeldet al., 2006, S.17)

Kommunikation bedeutet dass ein Sender eine Botschaft an einen Empfänger richtet. Erfolgt die Botschaft nur vom Sender an den Empfänger, so handelt es sich um eine Einwegkommunikation oder asymmetrische Kommunikation. Zu beobachten ist dieses bei Massenmedien und auch bei Mitarbeitergesprächen. Die Führungskraft sendet und der Mitarbeiter empfängt (vgl. Jung, 2011, S.468). Zu beobachten ist auch dass das Internet dazu beiträgt eine einseitige Kommunikation zu führen. Viele Führungskräfte kommunizieren über E-Mails und halten damit ihre Mitarbeiter auf Distanz (Stabenow, 2010).

Gibt der Empfänger eine der Botschaft dem Sender eine Rückmeldung so spricht man von einer Zweiwegkommunikation oder symmetrische Kommunikation. Es erfolgt eine Rückkopplung und Sender und Empfänger tauschen die Rollen. Die Rückkopplung erfolgt durch verbale oder nonverbale Signale und kann gewollt oder ungewollte geschehen. Es existiert somit keine Nichtkommunikation, selbst wenn keine Reaktion zurückkommt ist es auch eine Art von Rückkopplung (vgl. Picot/Reichwald et al. 2001, S. 93 ff.)

Die symmetrische Kommunikation ist durch einen ständigen Rollentausch von Sender und Empfänger gekennzeichnet und es bildet sich ein Kreislauf der Kommunikation. Hier übermittelt der Sender codierte Informationen wie Fakten oder Meinungen über einen bestimmten Kanal, d.h. schriftlich oder mündlich, an den Empfänger. Der Empfänger entschlüsselt das Signal und gibt ein Feedback als Reaktion oder Antwort an den Sender zurück (vgl. Jung, 2011, S. 469).

Dieses geschieht nicht wenn Unklarheiten entstehen durch Missverständnisse. Wenn der Sender und Empfänger unterschiedliche Zeichen verwenden wie zum Beispiel Fach- oder Fremdwörter die der Gesprächspartner nicht kennt. Weiterhin kann es zu Störungen in der Kommunikation führen wenn die Ausdrucksweise unklar ist und der Gesprächspartner nicht mehr folgen kann oder Informationen oder Vorerfahrungen vorausgesetzt werden die nicht erfüllt werden können (vgl. Mentzel/Grotzfeld et al., 2006, S. 17f.) So etwas kann verhindert werden wenn die Führungskräfte wissen welcher Zeichenvorrat bei den Mitarbeitern vorhanden ist.

Weitere Schwierigkeiten in der Kommunikation können anhand des Vier-Seiten Models der Kommunikation von SCHULZ VON THUN aufgezeigt werden (vgl. Schulz von Thun, 1993, S. 23 ff.). Die Kernaussage des Modells ist, dass jede Nachricht vier Seiten enthält, die gleichmäßig gewichtet sind.

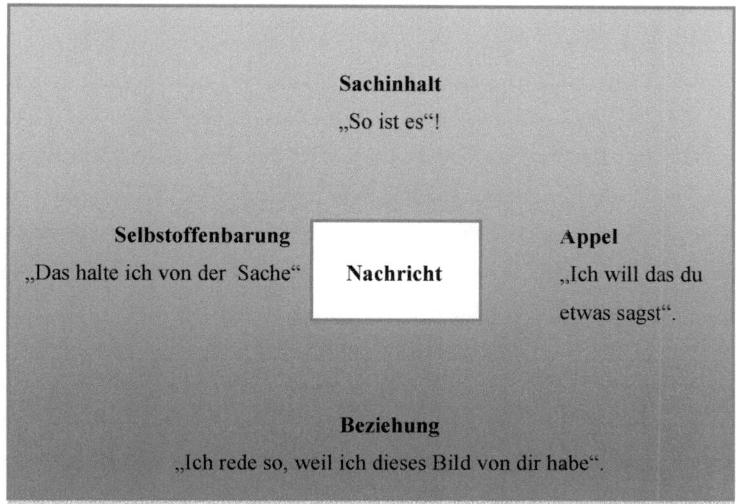

Abb. 10: Vier-Seiten-Modell, (vgl. Schulz von Thun,1993, S.23 ff.)

Erklärung zum Modell:

Sachinhaltsebene:

Auf der Sachinhaltsebene werden Sachinformationen ausgetauscht, dabei treten Probleme mangelnder Sachlichkeit und Verständlichkeit auf. Eine Botschaft ist oft unsachlich, wenn emotionale Spannungen bestehen, die den wirklichen Inhalt unterdrücken. Probleme bei der Verständlichkeit treten dagegen auf, wenn der Inhalt akustisch schlecht zu verstehen ist oder schwer verständlich dargestellt wird (vgl. Jung, 2011, S.470)

Beziehungsebene:

Auf dieser Ebene spielt sprichwörtlich „Der Ton spielt die Musik" eine entscheidende Rolle. Hier bringt der Sender durch die Art der Formulierung, Tonfall, Mimik und Gestik seine Einstellung zum Empfänger zum Ausdruck. Er teilt dem Empfänger mit, was er von ihm hält und er drückt aus wie die Beziehung zwischen dem Empfänger und sich selbst sieht (vgl. Jung. 2011, S.471). Diese Seite der Kommunikation bestimmt, wie sich der Empfänger als Person behandelt fühlt und ist somit für die zwischenmenschliche Kommunikation, den Beziehungsaufbau und einen gesunden Führungsstil von großer Bedeutung.

Selbstoffenbarungsebene:

Der Sender vermittelt durch verbale oder nonverbale Kommunikation etwas über seine eigene Persönlichkeit. Im Gegensatz zur Beziehungsseite, wo der Sender dem Empfänger „Du" und „Wir" Botschaften vermittelt, liegt der Fokus bei der Selbstoffenbarungsebene auf der „Ich" Botschaft des Senders. Diese „Ich" Botschaft wird durch Imponier-, Fassaden- oder Selbstverkleinerungstechniken vermittelt (vgl. Picot/Reichwald et al., 2011, S. 95 f). Beispielsweise zielt die Fassadentechnik darauf ab der Führungskraft etwas zu verheimlichen was der wahre Grund für vorübergehende Leistungsminderung ist.

Appellebene:

Die Seite eines Appells lässt den Empfänger bestimmte Dinge tun, fühlen denken oder unterlassen. Dieses wird oft als Manipulation empfunden. Es wird zwischen offenen, verdeckten und paradoxen Appellen unterschieden. Bei offenen Appellen drückt der Sender seine Wünsche offen aus, bei verdeckten Appellen wird versucht ein bestimmtes

Klima zu erzeugen, sodass der Empfänger wunschgemäß reagiert. Beim paradoxen Appell appelliert der Sender genau an das Gegenteil, was er beim Empfänger erreichen möchte. Dieses könnte zu einem empfundenen Druck führen der einen Gegendruck erzeugt und das Ergebnis ist das der Empfänger den Appell nicht befolgt weil er seine Unabhängigkeit beweisen möchte (vgl. Picot/Reichwald et al., 2001, S. 95).

Beim Empfänger kommen beim Senden einer Nachricht alle vier Seiten der Nachricht an. Welche Seite er stärker oder schwächer wahrnimmt hängt ganz von seinen Erfahrungen und Interessen ab und von der Beziehung zum Sender und der aktuellen Situation. Störungen in der Kommunikation kommen deswegen zu Stande weil der Empfänger einen Aspekt der Information für bedeutender erklärt als der Sender (vgl. Jung, 2011, S. 471, Picot/Reichwald et al., 2001, S. 96-97). Häufig zu beobachten ist dieses bei Mitarbeitergesprächen und wird noch durch einen Hierarchieunterschied verstärkt (vgl. Mentzel/Grotzfeld et al., 2006, S.20).

3.5.2 Einflussnahme der Kommunikation für gesunde Führung

Im Kapitel 4.5.1 wurden Kommunikationsmodelle dargestellt und erklärt. Aus diesem Fundament heraus können folgende Regeln für eine gesundheitsorientierte Kommunikation festgehalten werden.

- Verständlichkeit und eventuelle Anpassung der Sprache an die Mitarbeiter
- Mitarbeiterreaktion beachten
- Ausdruck von Wertschätzung durch Tonfall, Mimik und Gestik
- Einklang in der Ich-Botschaft und Authentizität bewahren
- Individueller Einsatz von Appellen zur Zielerreichung.

Zusammenfassend gilt, dass Führungskräfte bei der Kommunikation mit ihren Mitarbeitern sich die vier Ebenen Beziehung, Sachinhalt, Appell und Selbstoffenbarung bewusst sein sollten. Eine große Bedeutung für gesunde Führung besitzt die Beziehungsebene, auch beim übermitteln von Mitteilungen mit negativen Inhalten sollte immer auf einen wertschätzenden Umgang mit den Mitarbeitern geachtet werden.

Führungskräfte werden angehalten die Kommunikation an die Zielgruppe anzupassen und die Botschaft verständlich zu formulieren. Bezogen auf gesunde Führung bedeutet dieses, die notwendige Transparenz und Offenheit in der Kommunikation zu schaffen, welches das Fundament für einen wertschätzenden Umgang mit den Mitarbeitern ist.

3.6 Motivation

3.6.1 Theoretische Grundlagen der Motivation

Welche Motive für die Mitarbeiter und Führungskräfte bezüglich gesunder Führung eine Rolle spielen und auf welche Bedürfnisse die Führungskräfte Einfluss nehmen können soll nun in diesem Kapitel erläutert und erarbeitet werden.

Wozu und warum Menschen bestimmte Handlungen vornehmen beantwortet die Motivation. Diese entsteht aus sogenannten Wechselwirkungen zwischen den Motiven einer Person und dessen situativen Anreizen. Reaktionen von Menschen auf bestimmte Anreize ist unterschiedlich und individuell charakteristisch. Motive resultieren aus unterschiedlichen Bedürfnissen wie zum Beispiel eine Arbeit aufzunehmen. Um eine Person zu einem Verhalten oder Unterlassen zu motivieren müssen ihre Motive durch Anreize aktiviert werden. Die Ziele sollten nicht zu hoch für die Person gesteckt werden und die Rahmenbedingungen sollten stimmen damit der Mitarbeiter auch sein gesetztes Ziel erreicht. Dieses dient der Befriedigung von Bedürfnissen und lässt die Motivation des Mitarbeiters immer auf einen gesunden Level. Motivierung lässt sich somit als Aufgabe der direkten Mitarbeiterführung verstehen (vgl. Buchenau/Hofmann, 2012, S.142).

Mithilfe von Motivationstheorien (siehe dazu Theorien Kapitel 4.3.1 Self-actualizing Man und Complex Man) von MASLOW (vgl. Maslow, 1943) sollen die Bedürfnisse des arbeitenden Menschen mit Bezug zur gesunden Führung erarbeitet werden. MASLOW stellt die Grundbedürfnisse in einer Pyramide dar und unterscheidet diese nach Defizit- und Wachstumsbedürfnissen (vgl. Kauffeld/Schermuly, 2011, S. 187). Die Defizitbedürfnisse werden in vier weitere Bedürfnisgruppen unterteilt (Abbildung 11). Die Bedürfnisgruppen der Bedürfnispyramide nach MASLOW können mit Bezug zur gesunden Arbeit und Führung wie folgt charakterisiert werden.

- **Existenz-Bedürfnisse**: Sind Grundbedürfnisse mit dem Ziel der Selbsterhaltung
- **Sicherheitsbedürfnisse**: Bedürfnisse nach Sicherheit und dem Schutz vor physischen, psychischen und ökonomischen Gefahren (z.B. Arbeitsplatzsicherheit, Rente, Gesundheit etc.)
- **Geselligkeitsbedürfnisse**: Bedürfnis nach Zuwendung, Gemeinschaft, Kontakt (Z.B. Informationsweitergabe und Teamarbeit)
- **Ich- Bedürfnisse**: Selbstbestätigung oder Selbstachtung aufgrund von eigener Leistung, Fremdbestätigung aufgrund von fachlicher Kompetenz und Lob

- **Bedürfnisse nach Selbstverwirklichung**: Bedürfnisse nach der bestmöglichen Entfaltung der individuellen Anlagen und ständiger Selbstentwicklung (z.B. Einfluss und Realisierung der eigenen Pläne(vgl. Ulich, 2011, S. 45f).

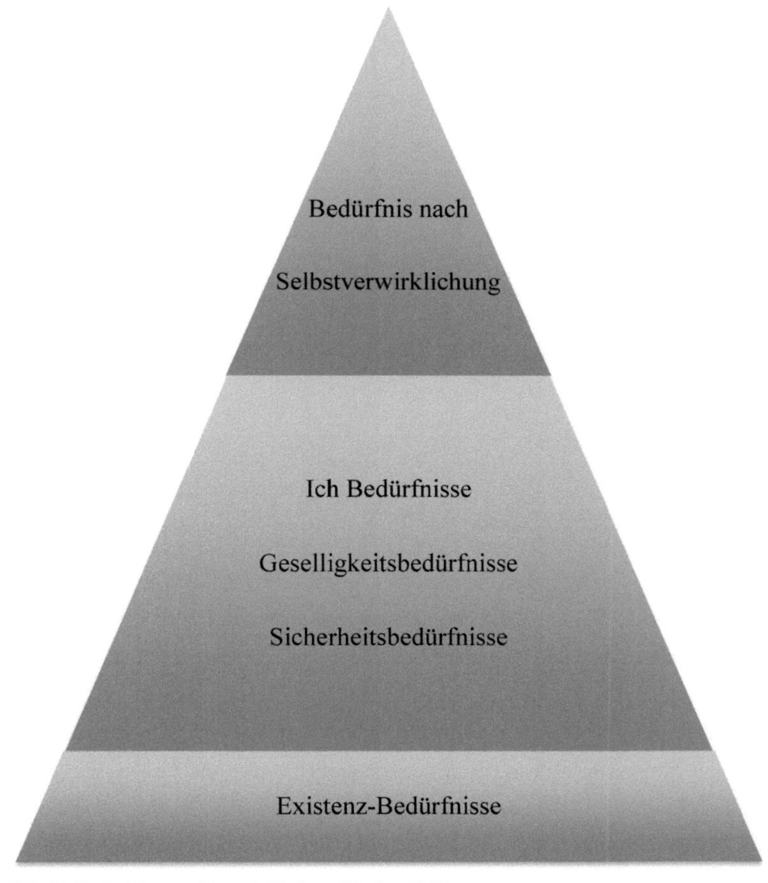

Abb. 11: Bedürfnispyramide nach Maslow, (Maslow 1943)

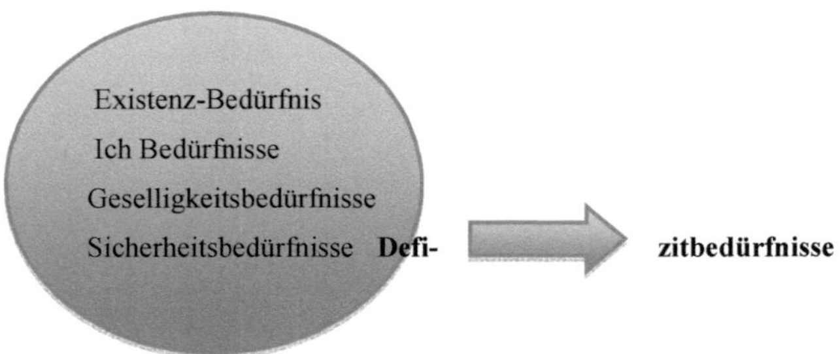

Abb. 12: Defizitbedürfnisse, (eigene Darstellung)

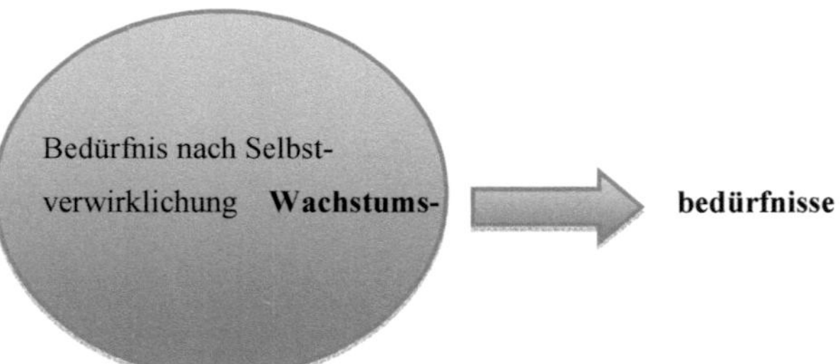

Abb. 13: Wachstumsbedürfnisse, (eigene Darstellung)

Die Bedürfnisse in Abbildung 11 sind hierarchisch angelegt und werden in Abbildung 12 und 13 in Defizit- und Wachstumsbedürfnisse unterteilt. Defizitbedürfnisse müssen zuerst subjektiv ausreichend nacheinander befriedigt werden bevor die Wachstumsbedürfnisse befriedigt werden können. Die Defizitbedürfnisse verlieren mit ausreichender Befriedigung an Bedeutung, währenddessen bei den Wachstumsbedürfnissen ein Gewinn an Motivationswirkungen zu verzeichnen ist, wenn die Bedürfnisse befriedigt wurden.

Nach MASLOW gibt es eine strenge Rangfolge der Bedürfnisse und der Mensch möchte immer nur ein Bedürfnis befriedigen, was aber empirisch nicht belegt werden konnte (vgl. Ulich. 2011, S.46). Jedoch ist die Theorie von MASLOW geeignet um in verständlicher Weise die Bedürfnisse im Führungsprozess aufzuzeigen (vgl. Jung, 2011, S. 383-386). Dieses macht auch den Ansatz klar, dass bei einem Mitarbeiter mit finanziellen Sorgen das Bedürfnis nach Selbstverwirklichung schwächer ausgeprägt ist als bei einem Mitarbeiter der diese Sorgen nicht besitzt. Hier müssen Reize zur Leistungsmotivation gesetzt werden.

Letztlich kann festgehalten werden das Grundbedürfnisse die zum Beispiel nach einem sicheren Arbeitsplatz und ausreichender Bezahlung streben das Fundament für gesunde Führung sind und vom Unternehmen geschaffen werden müssen. Die Bedürfnisse nach sozialen Kontakten, Achtung und Selbstverwirklichung, welche ein große Rolle für die Arbeitszufriedenheit spielen, können dagegen von der Führungskraft beeinflusst werden.

3.6.2 Motive gesunder Führung und dessen Bedeutung für die Führungskräfte

Die Ansicht der menschlichen Bedürfnisse in Kapitel 4.6.1 zeigt, das die Führungskräfte wesentlich zur Befriedigung der Bedürfnisse beitragen können. Sie müssen jedoch beachten, dass die Bedürfnisse des einzelnen Mitarbeiters individuell sind und sich in Abhängigkeit des jeweiligen Charakters und den situativen Rahmenbedingungen, unterscheiden. Die Führungskraft muss sich mit den unterschiedlichen Motiven auseinander setzen, die Mitarbeiter motivieren und diese bei der Wahrnehmung ihrer Führungsaufgabe berücksichtigen.

Für die Betrachtung der gesundheitsorientierten Mitarbeiterführung sind verschieden Motive von Bedeutung. Man unterscheidet zwischen intrinsischen und extrinsischen Motiven.

Unter intrinsischen Motiven versteht man die Motive wie „Leistung", „Kompetenz" und „Geselligkeit und unter extrinsischen Motiven zählt man „Geld" und „Sicherheit" (vgl. Jung, 2011, S. 371).

Motiv „Leistung": Beim Leistungsmotiv erfährt der Mensch Befriedigung wenn er seine selbstgesetzten Ziele erreicht. Wenn ein Mensch leistungsmotiviert ist übertrifft er all seine Mitmenschen mit seinem Arbeitseifer, seine Anstrengen und Anforderungen an sich selbst. Besonders schwierige Aufgaben fordern in zu Höchstleistungen auf. Eine Befriedigung erhält dieser Mensch nur dann wenn er die angeforderten Ziele durch eigene Leistung erreicht hat. (vgl. Eilles-Mathiessen/Scherer, 2011, S.19).

Im Fokus der gesunden Führung muss hier die Führungskraft darauf achten das dieser Mitarbeiter fordernde Aufgaben erhält aber auch sicherstellen das dieser Mitarbeiter sich nicht überarbeitet.

Motiv „Kompetenz": Der Mensch strebt hier nach einem Beherrschen seiner Umwelt. Er braucht berufliche Entfaltung nach einer guten Leistung und möchte Einfluss auf zukünftige Entwicklungen nehmen (vgl. Eilles-Mathiessen/Scherer, 2011, S.19f). Im Bezug auf einer gesunden Führung sollte hier die Führungskraft den Mitarbeiter wenig Routineaufgaben geben und ihn nicht zu sehr zu kontrollieren da er sonst an Frustration leiten könnte. Außerdem ist es wichtig das für den Mitarbeiter das Führungsverhalten vorhersehbar ist und er sich auf Aussagen der Führungskraft verlassen kann (vgl. Eilles-Mathiessen/Scherer, 2011, S.19f).

Motiv „Geselligkeit": Bei diesem Motiv möchte der Mensch mit anderen zusammen und in einer integrierten Gruppe akzeptiert sein. Aufgrund dessen fühlt der Mensch sich geschützt und erhält Anerkennung und Geselligkeit. Wird er aus der Gruppe ausgeschlossen kann es kurzfristig zu typischen Reaktionsmustern wie Kränkung, Wut oder Ablehnung und längerfristig zu psychischen oder körperlichen Erkrankungen führen (vgl. Eilles-Mathiessen/Scherer, 2011, S.19). Geselligkeitsmotivierte Mitarbeiter lassen sich durch betriebliche Freizeiteinrichtungen (z.B. Laufgruppen) oder durch Teamarbeit motivieren.

Motiv „Geld": Dieses Motiv ist das offensichtlichste Motiv weshalb Menschen einer Arbeit nachgehen. Jedoch ist dieses Motiv unterschiedlich ausgeprägt. Geld kann einen materiellen als auch emotionalen Wert repräsentieren, als auch als Maßstab für Leistung, Ansehen oder Sicherheit. Die Motivation durch Geld wirkt sich solange förderlich auf die Leistung aus bis die materiellen Bedürfnisse nach dessen Ansicht befriedigt sind (vgl. Jung, 2011, S. 372f.). In Betracht auf gesunder Führung bedeutet dieses dass nicht nur eine Gehaltserhöhung zu guter Leistung den Mitarbeiter motiviert sondern vielmehr andere Maßnahmen als Anreiz zur Leistungssteigerung eingesetzt werden müssen. Hier bietet sich ein sogenanntes Cafeteria- System (Das System überlässt den einzelnen Mitarbeiter die Auswahl aus verschiedenen Entgeltbestandteilen bzw. Firmen- und Sozialleistungen) an, bei dem der Mitarbeiter einen gewissen Gehaltsanteil nach seinen Bedürfnissen auswählen kann. Ein Beispiel hierfür kann eine Mitgliedschaft in einem Fitnessstudio, Dienstwagen oder bezahlter Kindergartenplatz sein.

Motiv „Sicherheit": Das Sicherheitsmotiv entsteht aus einem Bestreben des Menschen Gefahren die der Befriedigung der Bedürfnisse dienen abzuwehren. Dieses Motiv ist bei den Menschen unterschiedlich stark ausgeprägt. Ein großer Teil der Menschheit hat das Bedürfnis nach einen sicheren Arbeitsplatz (vgl. Albani/Blaser et al.,2008, S.18). Ist das Motiv „Sicherheit" jedoch zu stark ausgeprägt so hat das Auswirkungen auf die eigene Kreativität, Initiative und Leistung (vgl. Jung, 2011, S.373). Möchte man eine gesunde Führung betreiben dann ist es hier wichtig dafür zu sorgen das der Mitarbeiter einen sicheren Arbeitsplatz hat und sich darum keine Sorgen machen muss. Sicherheitsmotivierte Mitarbeiter schätzen auch wenn zusätzliche Sozialleistungen wie eine betriebliche Altersvorsorge vorhanden sind oder wenn man bei Krankheit oder Veränderung im Alltag hilft. Nur so kann ein Sicherheitsmotivierter Mitarbeiter seine Leistung voll ausschöpfen. Es gibt Firmen die arbeiten mit dem Employee Assistance Programmen. Diese Programme sind vom Arbeitgeber initiiert um Probleme des Arbeitnehmers zu identifizieren und ihn bei der Lösung zu unterstützen wie z.B. ein Netzwerk an Pflegediensten bei akut auftretenden Pflegefällen in der Familie (vgl. Jaeppelt/Görcke, 2009, S.54).

Im Allgemeinen lässt sich sagen das Menschen von sehr unterschiedlichen Motiven getrieben werden. Für gesunde Führung ist es wichtig dass die Führungskraft eine gute Beziehung zu den Mitarbeitern aufbaut und sich mit dessen individuellen Motiven auseinandersetzt um sie zur Leistung zu motivieren. Wird ein Motiv verletzt oder missachtet hat dieses destruktive Auswirkungen auf die Gesundheit und Leistungsbereitschaft der Mitarbeiter (vgl. Eilles-Matthiessen/Scherer, 2011, S. 21). Den Mitarbeiter und seine Motivation versteht man besser wenn man sich mit dessen Wertevorstellungen auseinander setzt.

3.7 Werte und Wertewandel

3.7.1 Veränderung der Werte

Werte sind Zielvorstellungen, haben Maßstabcharakter, beeinflussen die Wahrnehmung und das Verhalten und sind die Grundlage für Orientierungsstandards der menschlichen Kultur (vgl. Jung, 2011. S.838, Widmaier, 1991, S. 12, Krüger, 2008, S. 630 f.). Werte beeinflussen die Unternehmens- und Führungskultur und können Orientierungsstandards für gesunde Führung bieten.

Im 19. Und 20. Jahrhundert gab es eine rasante Veränderung der Werte (vgl. Schönherr/Grübele, 2011, S.134). Dieses ist bedeutend für ein Mitarbeiterteam das aus unterschiedlichen Generationen zusammengesetzt ist. Hier muss die Führungskraft sich mit den unterschiedlichen Werten der Generationen auseinandersetzen. Für die aktuelle Generation arbeitender Menschen ist die Betrachtung der Nachkriegsgeneration relevant. Die Nachkriegsgeneration nennt man auch die Generation der Babyboomer, das sind Menschen die in den Jahrgängen zwischen 1950 und 1969 geboren sind. Diese Generation strebt nach einem friedlichen Zusammenleben und beruflichen Chancen. Die Arbeit wird als Pflicht angesehen um die Familie zu versorgen. Sie sind von einer starken Vernunft gekennzeichnet und Entscheidungen werden eher sachlich als emotional getroffen (vgl. Krüger, 2008, S. 645).

Die Generation X sind zwischen 1970 und 1978 geboren. Man sagt ihnen nach das sie konsumverwöhnt sind und Traditionen wie Ehe und Familie als weniger wichtig ansehen und die Werte ihrer Eltern nicht teilen. Dieser Generation fehlt zum Teil auch eine Lebensperspektive (vgl. Krüger, 2008, S. 645).

Alle Menschen die nach 1978 geboren sind nennt man die Generation Y. Sie legen großen Wert auf materielle Werte, Reichtum und besitzen einen großen Ehrgeiz sowie eine hohe Selbstmotivation. Sie sind außerdem egoistisch und erlebnisorientiert und besitzen wenig Interesse an Politik. Diese Generation hat hohe Ansprüche an den Arbeitgeber da sie sehr individualistisch denken und handeln und ihre Entscheidungen von Emotionen abhängig machen (vgl. Krüger, 2008, S. 645).

Zusammenfassend kann man sagen das die Veränderung der Werte ein zunehmendes Streben nach Selbstverwirklichung /Selbstentfaltung und Individualität aufzeigen (vgl. Jung, 2011, S. 839f).

3.7.2 Wertewandel und gesunde Führung

Aus Ergebnissen von Forschungen zu Werten und deren Wandel können Erkenntnisse für einen gesunden Führungsstil abgeleitet werden. In der heutigen Zeit ist zu berücksichtigen das Mitarbeiter nicht mehr ausschließlich durch materielle Anreize motiviert werden. Viel wichtiger sind ihnen die immateriellen Dinge geworden. Sie wollen flexible Arbeitszeiten und Familie und Beruf miteinander vereinbaren (vgl. Krüger, 2008, S. 655). Diese muss eine Führungskraft bei der Planung beachten. Außerdem achten die Menschen darauf dass ihre Arbeit mit ihren Lebensgrundsätzen übereinstimmen und dass sie sich mit ihrem Unternehmen identifizieren können. Autonomie und Selbstentfaltung ist ihnen sehr wichtig (vgl. Krüger, 2008, S. 655).

Die meisten Jungen Menschen wollen das Leben genießen und Gestaltungs- und Handlungsspielräume sowie ein partnerschaftliches Verhältnis zu ihrem Vorgesetzten haben (vgl. Krüger, 2008, S. 650).

In den letzten Jahren ist jedoch die Arbeitzufriedenheit der Deutschen in allen Altersgruppen gesunken (vgl.Bohulskyy/Erlinghagen et al., 2011, S.3-6). Auslöser dafür sind die unsicheren und niedrig entlohnenden Arbeitsverhältnisse, die schwierige Vereinbarkeit von Familie und Beruf und die fehlende Anerkennung von Vorgesetzten (vgl.Bohulskyy/Erlinghagen et al., 2011, S.3-6).

Es kann festgestellt werden dass Menschen vielfältige Einstellungen zur Arbeit mitbringen und unterschiedliche werteorientierte Bedürfnisse und Interesse haben. Dieses kann aber situationsspezifisch variieren (vgl. Buchenau/Hofmann, 2012, S. 33). Erfahrungen wirken als Katalysator und verstärken, modifizieren oder schwächen die individuellen Einstellungen, Bedürfnisse und Interessen (vgl. Krüger, 2008, S.650).

Die Einstellung zur Leistung hängt sehr stark von den eigenen Erfahrungswerten ab und die Führungskraft hat einen großen Einfluss auf die Entwicklung der Arbeitseinstellung und Motivation. Die Kunst ist es das die Führungskraft sich mit den Werten der Mitarbeiter, des Unternehmens und ihren eigen Werten auseinandersetzt und in der Konsequenz ihren Führungsstil anpasst.

3.8 Stufen gesunder Führung

Auf dem Fundament der Ergebnisse in Kapitel 3.3 können die Stufen gesunder Führung abgeleitet werden.

Der Vergleich der unterschiedlichen Führungstheorien in Kapitel 3.4 zeigt, dass ein beziehungsorientierter Führungsstil, der die Interaktion der Mitarbeiter mit einbezieht zu einer höheren Arbeitszufriedenheit führt. Empirische Studien konnten beweisen das Interaktion bei Mitarbeitern zu einer positiven Wirkung auf die Mitarbeitergesundheit führt.

Deshalb ist die erste Stufe gesunder Führung die **Interaktion.** Interaktion nimmt im Kommunikationsmodell von SCHULZ VON THUN im Kapitel 3.5.1 eine besondere Rolle ein, dadurch die Interaktion die Beziehung zu den Mitarbeitern sehr deutlich ausgedrückt wird. Nur dadurch ist es der Führungskraft möglich die unterschiedlichen Motive für die Erbringung der Arbeitsleistung zu eruieren und herauszufinden, von welchen Werten (Kapitel 3.7) der Mitarbeiter geleitet wird.

Als weitere und eng verknüpfte zweite Stufe ist die **Wertschätzung** zu erwähnen. Das Fundament für die Wertschätzung ist die Beziehungsebene bei der Kommunikation mit den Mitarbeitern. Bei negativen Anweisungen und vor allem bei negativen Botschaften von der Führungskraft ist es wichtig dass die Führungskraft dem Mitarbeiter das Gefühl des Respekts und der Wertschätzung gibt auch wenn im Sinne des Unternehmens gegensätzliche Ziele erreicht werden müssen. Die hohe Bedeutung von Annerkennung, Wertschätzung und Respekt zeigt sich insbesondere in den Führungsmodellen der Mitarbeiterorientierung. Hierzu zählen insbesondere die in Kapitel 3.4.4 dargestellten Theorien der transformationale Führung und das LMX-Modell, deren Wirkungen für die Gesundheit der Mitarbeiter empirisch bewiesen wurden.

Als dritte Stufe der gesunden Führung ist die **Transparenz** zu nennen. Für sicherheitsmotivierte Menschen wie in Kapitel 3.6.2 ist diese Stufe von höchster Bedeutung. Transparenz ist die Basis für selbstbestimmtes Handeln welches sich in der Veränderung der Menschenbilder (Kapitel 3.3.1) und im Wertewandel (Kapitel 3.7.2) widerspiegelt. Führungskräfte brauchen bei der Kommunikation mit ihren Mitarbeitern eine verständliche Sprache um wichtige Informationen verständlich weiter zu geben, siehe auch Kapitel 3.5.

Die vierte Stufe ist die **Werteorientierung**, sie resultiert aus der Akzeptanz von Werten. Theoretische Grundlagen bilden die in Kapitel 3.3.1 dargestellten Menschenbilder die sich im Laufe der Zeit stark verändert haben. Dieses erfordert eine Anpassung im Führungsverhalten. Ökonomische Ziele stehen nicht mehr so sehr im Vordergrund, viel mehr möchte der Mensch die Selbstverwirklichung. Jedoch existiert in der heutigen Zeit ein erhöhtes Stresspotential welches aber mit einer gesundheitlichen Führung gemindert werden kann. Es ist eine zwingende Anpassung des Führungsverhaltens erforderlich, dieses zeigt auch der Wertewandel in Kapitel 3.7.2. Für die Führungskraft bedeutet es, die eigenen Werte und die der Mitarbeiter zu erkennen und diese in Einklang mit den Werten der Mitarbeiter zu bringen. Die eigenen Werte werden in Ich-Botschaften des Senders übermittelt. Ohne Werte keine Motivierung.

Die fünfte Stufe heißt hier **individuelle Motivierung**. MASLOW zeigt dass jedes Individuum von unterschiedlichen Bedürfnissen getrieben wird. Die in Kapitel 3.6.2 dargestellten Motive zeigen, dass die Motive vom einzelnen Menschen und seiner aktuellen Situation abhängen. Die Führungskraft muss individuell abwägen und jeden Mitarbeiter einzeln motivieren. Nur so kann eine Arbeitszufriedenheit und ein gesundes Handeln erreicht werden. Auch HERSEY und BLANCHARD zeigen auf das ein situationsangepasster Führungsstil unter Beachtung des Reifegrad des jeweiligen Mitarbeiters notwendig erscheint.

Die letzte und sechste Stufe ist das **Verantwortungsbewusstsein** welches sich aus der ursächlichen Führungsaufgabe ableitet. Auch wenn es so scheint das jeder Mensch für seine Gesundheit selbst verantwortlich ist so hat die Führungskraft jedoch Verantwortung für die Gesundheit und Arbeitssicherheit ihrer Mitarbeiter. Um langfristig qualifizierte Mitarbeiter an das Unternehmen zu binden muss die Führungskraft ihre Mitarbeiter zu gesundheitsorientierten Denken und Handeln motivieren. Sie sollte sich dieser Vorbildfunktion und Verantwortung bewusst sein und sich mit den Stufen gesunder Führung auseinander setzen.

4 Tätigkeitsfelder im Bereich gesunder Führung

4.1 Die Rolle der Führungskraft in Bezug auf gesunder Führung

Die dargestellten Stufen geben nun den Rahmen für gesunde Führung vor und damit auch die Anforderungen an die Führungskraft. Die Aufgaben einer Führungskraft sollen nun weiter beleuchtet werden.
Eine Führungskraft ist im wesentlichen ein Sicherheitsmanager, ein Ressourcenmanager und eine Vorbildfunktion (vgl. Franke/Felfe, 2011, S.4).
Zur Erläuterung der verschiedenen Aufgaben einer Führungskraft erfolgt eine Tabelle:

Tab.6: Tätigkeitsfelder einer Führungskraft,(eigne Darstellung)

	Sicherheitsmanager	**Ressourcenmanager**	**Vorbildfunktion**
Führungs-kraft	• Einhaltung von gesetzlichen Bestimmungen • Gefährdungen ermitteln und beurteilen • Beseitigung der Gefährdung • Mitarbeiter unterweisen auf Fehlverhalten • Arbeitsschutzmaßnahmen überprüfen • Anweisungen erteilen und Kontrollen durchführen	• Verantwortlich für die Gestaltung der Arbeit • Verantwortlich für das Arbeitsumfeld • Verantwortlich für die Belastung der Mitarbeiter • Ressourcen zur Stressbewältigung stärken	• Gesundheitsorientiertes Denken und Handeln vorleben • Zu gesundheitsbewussten Verhalten motivieren

Mit einem individuellen Führungsstil beeinflusst die Führungskraft die Motivation der Mitarbeiter und demzufolge die Gesundheit jedes einzelnen Individuums. Offene und transparente Kommunikation ist der Schlüssel zu Wertschätzung und Anerkennung. Trotz Fehler fördert ein fairer Umgang mit den Mitarbeitern die Gesundheit. Mit einem Führungsstil der sich nach den dargelegten Stufen (Kapitel 3.8) ausrichtet hat die Führungskraft einen wesentlichen Einfluss auf das Gesundheitsverhalten ihrer Mitarbeiter.

Auch eine Führungskraft ist meistens ein Teil des Unternehmens, sie ist oft auch selbst ein Mitarbeiter und Geführte und befindet sich deswegen oft auch in einer Sandwich-Position (vgl. Badura/Steinke, 2011, S. 54). Dieses führt zu Stress und sogenannten vier Stressoren.

Der erste Stressor entsteht durch Konflikte. Die Führungskraft muss die Interessen der Mitarbeiter/Teams/Gruppe/Abteilung vertreten sowie die Interessen der Unternehmensleitung. Dieses ist ein großes Spannungsfeld und da heraus entsteht Stress.

Der zweite Stressor für die Führungskraft sind die fehlenden sozialen Kontakte. Die Führungskraft ist meistens ein Einzelkämpfer und bekommt wenig Feedback. Außerdem fehlt es ihr oft an informellen Austausch mit Kollegen. Es fehlt ihr an Distanz da ihr Handeln und Nicht-Handeln ständig unter Beobachtung steht.

Ein dritter Stressor ist die unsichere Grundlage Entscheidungen zu treffen, diese führt bei der Führungskraft zu zunehmenden Druck und einhergehenden Stress.

Der vierte Stressor setzt sich aus Idealen zusammen die eine Führungskraft erfüllen muss. Eine Führungskraft muss alles im Griff haben, darf keine Schwäche zeigen, sich wenn möglich keine Unterstützung holen und sollte eine hohe Fachkompetenz besitzen (vgl. Dieckhoff/Hoffmann, 2008, S. 17).

Führungskräfte brauchen dringend die Unterstützung vom Vorgesetzten und Maßnahmen (z.B.: Weiterbildungen) die ihnen dabei helfen mit Stress umzugehen und trotzdem eine gesundheitsorientierte Führung durchzuführen.

4.2 Position der Personalentwicklung im Raum gesunder Führung

4.2.1 Prioritäten der Personalentwicklung

Die fundamentale Aufgabe einer Personalentwicklung liegt darin Mitarbeiter so weit in ihre Aufgaben zu integrieren das sie über genügend Fertigkeiten und notwendigen Kompetenzen verfügen. Fehlen den Mitarbeitern diese , so sorgt dieses für Stress und führt zur Erschöpfung..

Die Personalentwicklung im Bezug auf gesunder Führung hat zwei verschiedene Rollen:

Bereich Personalentwicklung Mitarbeiter

- Der Mitarbeiter verfügt über die notwendigen Qualifikationen für seine Stelle und wenn nicht das er sie erweben kann

- Seine Qualifikationen in seiner Tätigkeit einsetzen kann

- Immer gefördert wird und in seinem Aufgabenfeld nicht unter- oder überfordert ist (vgl. Benz, 2099, S.195.)

Bereich Personalentwicklung Führungsebene

- Führungskräfte sollten Fähigkeiten besitzen wie strategisches Denken und Handel, Kompetenz und Verantwortung

- Konstruktiver Umgang mit Konflikten

- Empathie gegenüber den Mitarbeitern (vgl. Benz, 2009, S. 199f.)

Das Ziel einer Personalentwicklung sollte sein das sich die Mitarbeiter und Führungskräfte motiviert fühlen lebenslang zu lernen. Hierfür muss ein passendes Angebot stattfinden. Im Rahmen eines betrieblichen Gesundheitsmanagement sollten Maßnahmen umgesetzt und eingehalten werden. Die Personalentwicklung muss hierfür Rahmenbedingungen schaffen damit eine gesundheitsorientierte Mitarbeiterführung durchgeführt werden kann.

4.2.2 Werkzeuge zur Festsetzung gesunder Führung

Eine klare Ausrichtung, der Aufgabenfelder der Führungskräfte auf gesundheitsorientiertes Handeln, ist von höchster Priorität. Ein Beispiel für die vier Handlungsfelder gesunder Führung geben GREGERSEN und ZIMBER (vgl. Zimber, 2006, S. 114 ff.):

1. Oberziel Gesundheit

   - Strukturen des Gesundheitsschutz
   - Unternehmensziel auf Gesundheitsförderung ausrichten
   - Mitarbeiterorientierung im Unternehmen

2. Pflicht für Gesundheit und Sicherheit

   - Betriebliche Angebote zum Gesundheitsschutz
   - Gesundheitsfragen aktiv aufgreifen und bei Besprechungen zum Thema machen
   - Vorbildfunktion der Führungskräfte
   -

3. Gesundheitsfördernde Arbeitstätigkeiten

   - Effiziente Arbeitsorganisation
   - Bei Gestaltung der Arbeitsabläufe auf Mitarbeiter eingehen
   - Gesundheitsgerechte Arbeitsumgebung
   - Zuweisungen von Aufgaben und Verantwortlichkeiten

4. Motivierenden Führungsstil

   - Beteiligung der Mitarbeiter bei Entscheidungen und Prozessen
   - Anerkennung
   - Wertschätzung

- Umgang mit schwierigen Aufgaben wie Konflikte und negativen Kritiken

- Ansprache bei persönlichen Problemen

Ein unverzichtbares Instrument der Personalentwicklung stellen Mitarbeitergespräche und Beurteilungen dar (vgl. Lang, 2009, S.77 ff.). Sie sollten regelmäßig (ein-bis zweimal pro Jahr) durchgeführt und mit standardisierten Unterlagen eingesetzt werden. Das Mitarbeitergespräch sollte auf beidseitiger Informationsaustausches basieren und ein Gesprächspunkt daraus sollte den Bereich Gesundheitsorientierung beinhalten. Zeitlich festgelegt erhält das Mitarbeitergespräch einen verbindlichen Charakter und es entsteht eine Vereinbarung zwischen der Führungskraft und dem Mitarbeiter. Dieses wird protokolliert und zum Schluss von Mitarbeiter und Führungskraft unterschrieben (vgl. Dieckhoff/Hoffmann, 2008, S. 23).

Ein weiteres Werkzeug zur Verbesserung des Führungsverhaltens ist das Feedback (360° Feedback). Verschiedene Aspekte wie das Führungsverhalten werden hier von den Mitarbeitern und der Führungskraft eingeschätzt (vgl. Jung, 2011, S.762). Dieses hilft die eigenen Stärken und Schwächen einzuschätzen und den zukünftigen Entwicklungsbedarf genau zu formulieren und letztendlich das Führungsverhalten an die Bedürfnisse der Mitarbeiter und des Unternehmens anzupassen. Ganz wichtig ist bei der Einführung eines gesunden Führungsstils das die Führungskraft Rückmeldungen von den Mitarbeitern bekommt und somit das Gefühl einer Sicherheit bei der Umsetzung hat.

Soll eine Veränderung der Unternehmenskultur stattfinden so eignet sich für ein Feedback eine Mitarbeiterbefragung die schwerpunktmäßig Gesundheitsthemen umfasst (geeignet sind evaluierte Fragebögen).

Für weitere Informationen wie zum Beispiel die Zufriedenheit der Mitarbeiter, Organisationsklima oder psychische Belastungen ist die Arbeitsplatzanalyse.

Eine andere Möglichkeit zur Ermittlung des Gesundheitszustandes der Mitarbeiter ist der Gesundheitsmonitor, der auf einen Gesundheitscheck der Mitarbeiter beruht und subjektiv mit objektiven Empfinden verknüpft.

Zusammenfassend lässt sich sagen dass alle Werkzeuge der Personalentwicklung nach und nach danach ausgerichtet werden müssen. Die Etablierung einer gesunden Führungskultur ist ein Veränderungsprozess der von der Unternehmensleitung mitgetragen und durch entsprechende Maßnahmen begleitet werden muss.

5 Maßnahmen zum Fundament eines gesundheitsorientierten Führungsstils

5.1 Seminarentwicklung

In diesem Kapitel sollen Maßnahmen dargestellt werden die Führungskräfte bei der Entwicklung eines gesunden Führungsstils unterstützen.

Basierend auf den vorangegangenen Ausführungen zur gesunden Führung soll nun ein Seminarangebot entwickelt werden. Das Seminar wird sich in zwei Module untergliedern. Das erste Modul beinhaltet einen persönlichen Gesundheitscheck und Fitnesscheck (Interesse der Führungskräfte wecken) und ist für zwei Tage ausgelegt.

Das zweite Modul beinhaltet den Führungsstil und reflektiert die Rolle der Führungskraft. Für das zweite Modul werden zwei bis drei Tage vorgesehen und sollte erst nach einem gewissen Zeitabstand zum ersten Modul durchgeführt werden.

In der folgenden Abbildung 14 wird das Seminarkonzept „ Gesunde Führung" erarbeitet und dargestellt:

„Gesunde Führung"

Zielsetzung:

- Sensibilisierung der Führungskräfte für Gesundheit (eigene/fremde)
- Maßnahmen kennenlernen
- Analyse des eigenen Führungsstils
- Gesundheitsrisiken erkennen/verhindern
- Gesunde Verhaltensweisen entwickeln
- Gesundheitsfördernde Strukturen aufbauen

Modul 1: Gesunde Führungskraft

1. Gesundheit	a) Definition von Gesundheit b) Ergebnisse eines ungesunden Verhalten c) Stand und Veränderung in Unternehmen
2. Belastungs- Beanspruchungs-Modell	a) Beanspruchung und Belastungen im Arbeitsalltag b) Richtiges Handeln mit Ressourcen

3. Entwicklung eines Gesundheitsprogramms	a) Analyse des Ich-Verhaltens
	  • Was setzt mich unter Stress?
	  • Was sind meine Stressoren?
	  • Was im Gespräch stresst mich?
	  • Verhaltensweisen mit Stress.
	b) Lösungen zum gesunden Verhalten
	  • Gesunde Ernährung
	  • Prävention Gesundheit
	  • Sport
	  • Erholung
	  • Regenerationsphasen

Modul 2: Gesunder Führungsstil

1. Gesundheit, Leistung, Kommunikation	a) Gleiche Merkmale von Krankenstand und Führungsverhalten b) gesundheitlicher Einfluss gesunder Führung auf die Mitarbeiter c) Merkmale psychischen Erkrankungen
2. Aufgaben der Führungskraft	a) Gesetzliche Bestimmungen kennen und einhalten b) Arbeitsumfeld gestalten c) Vorbildfunktion Kommunikation und Motivation der Mitarbeiter
3. Analyse des Führungsstils	a) Fundamente des eigenen Führungsstil b) Eigene Rolle des Führungsverhaltens
4. Werkzeuge zur Entwicklung eines gesunden Führungsstils	a) Verantwortung nehmen b) Wertschätzende Gesprächsführung üben c) Motivatoren entwickeln d) Kommunikation auf ressourcenorientiert e) Transparenz bei Firmenentscheidungen f) Wertesystem entwickeln (eigene,-Mitarbeiter,-Unternehmen)

Abb. 14: Seminarkonzept, (eigene Darstellung)

Die theoretischen Inhalte des Seminarkonzeptes werden in Abbildung 14 beschrieben. Es fehlen jetzt noch die Methoden wie und durch was die Inhalte übertragen werden. Es gibt verschieden Möglichkeiten zu den unterschiedlichen Punkten. Die Methoden sehen wie folgt aus:

- Vorträge von Experten des jeweiligen Fachgebietes
- Übungen mit Partner
- Rollenspiele mit Auswertung (Bsp. Videoanalyse)
- Gruppenarbeiten
- Ideen verfassen
- Diskussionen
- Checklisten
- Tests
- Gesundheitscheck
- Entspannungstechniken

Das Ziel des ersten Moduls ist es die Führungskräfte für ihr eigenes Verhalten zu sensibilisieren und eine gesunde Selbstführung kennenzulernen oder zu verbessern.

Im zweiten Modul reflektiert die Führungskraft ihren eigenen Führungsstil und lässt Veränderungen zu, die einen gesundheitsorientierten Führungsstil entsprechen.

Eine große Herausforderung von Seminaren ist immer die Realität und die Übungen zu vereinen. Im Seminarraum ist die Umwelt nicht real und weniger komplex. Es sollte von Anfang an ein Plan erstellt werden, der genau die Ziele und Maßnahmen die zur Zielereichung führen, formuliert (vgl. Klein, 2003, S. 175).

5.2 Coaching für Führungskräfte mit Schwerpunkt „Gesundheit"

Das Coaching hilft den Führungskräften sich für das Thema Gesundheit zu sensibilisieren und zeigt ihnen auf welche Einflussnahme sie auf Gesundheit und Arbeitszufriedenheit gegenüber Mitarbeitern besitzen. Der Schwerpunkt liegt dabei auf personaler Ressourcen sowie Kompetenzen und hilft bei der Anpassung an gesundheitsorientierte Gestaltung von Arbeitsprozessen.

Die kommende Abbildung 15 zeigt die Ziele des Coaching „Gesundheit" auf.

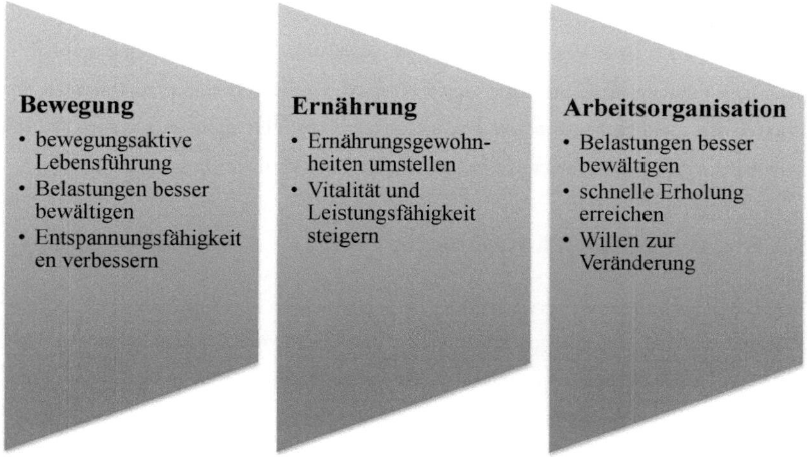

Abb.15: Ziele des Coaching Gesundheit, (eigene Abbildung)

In der Abbildung 15 geht es um die ganzheitliche Betrachtung der Gesundheit der Führungskraft und knüpft an den klassischen Feldern des betrieblichen Gesundheitsmanagement an (vgl. Ostermann, 2010, S.39).

Das Coaching soll unterstützend bei verschiedenen Lebensphasen einer Führungskraft sein. Diese Lebensphasen könnten beispielsweise eine Geburt des Kindes oder Umstrukturierung im Betrieb sein. Hier soll der Coach helfen und die Führungskraft zu einem gesundheitsorientierten Verhalten führen (vgl. Ostermann, 2010, S. 42).

Der Coach hat auch wie beim klassischen coachen die Aufgabe den Entwicklungsprozess der Führungskraft zu strukturieren und geeignete Methoden aufzuzeigen um die nötige Außenperspektive zu bekommen. Es ist wichtig das der Coach über ein breites Wissen im Bereich Gesundheit verfügt damit er mit der Führungskraft zusammen Wege erarbeitet wie die Führungskraft gesundheitsorientierte Veränderungen in ihrem Leben vornehmen kann. Weiterhin sollte der Coach als Berater dienen bei der Erschließung von nicht selbst erbringenden Fachdienstleistungen wie zum Beispiel Ernährungsberatungen, Raucherentwöhnung etc. (vgl. Kauffeld/Hoppe, 2011, S. 239).

Zusammenfassend soll gesagt werden das Coaching im Bereich Gesundheit für alle Mitarbeiter auf allen Ebenen durchführbar ist. Je nachdem wie groß eine Firma ist und wie viele Mitarbeiter sie besitzt sollte der Einsatz für alle Mitarbeiter aus Kostengründen gut durchdacht werden. Besonders lohnt sich jedoch der Einsatz des Coaching bei den Führungskräften. Sie befinden sich in einer Schlüsselrolle und Vorbildfunktion bei gesundheitsorientierten Verhalten und ihre Ausfallkosten bei Krankheit sind besonders hoch. Die Führungsposition ist mit vielen Stressoren verknüpft und es ist von höchster Priorität dass die Führungskraft zu einer gesunden Selbstführung in der Lage ist. Nur so kann sie ihre Rolle im Rahmen der gesunden Führung wahrnehmen.

5.3 Stress-, und Konfliktbewältigung

Von Führungskräften wird erwartet dass sie in Situationen von Konflikten richtig handeln und in Phasen einer hohen Stressbelastung trotzdem volle Leistung erbringen. Um dieses zu gewährleisten unterstützen Schulungsmaßnahmen und Trainings die Führungskräfte. Mögliche Maßnahmen wären Entspannungs- und Konfliktmoderationstraining, Work-Life-Balance Konzepte und Seminare zur Verbesserung der Selbstmanagementkompetenzen (vgl. Orthmann/Gunkel et al., 2011, S.145). Maßnahmen zur Stressbewältigung verfolgen das Ziel das die Führungskraft/Mitarbeiter seine Stressbewältigungskompetenz verbessert und Coping-Strategien entwickelt. Folgende Maßnahmen bieten sich hier an:

- Maßnahmen der Fremdbeeinflussung (z.B. Hypnose)
- Maßnahmen der emotionalen Selbstbeeinflussung (z.B. Yoga, Progressive Muskelentspannung)
- Maßnahmen der kognitiven Selbstbeeinflussung (z.B. Positive Selbstgespräche, Verhaltensänderung)
- Maßnahmen der Selbst- und Fremdbeeinflussung (z.B. Muskeltraining)
- Maßnahmen der positiven Beeinflussung des vegetativen und psychischen Prozesse (z.B. Sport)

(vgl. Rudow, 2011, S. 255-266).

Da die aufgezeigten Maßnahmen zur Stressbewältigung nicht auf jeden Menschen zutreffen oder wirken sollten die Maßnahmen im Unternehmen individuell angepasst werden. Der Mitarbeiter soll sich aus einer Art Cafeteria-System sein eigenes Stressabbauprogramm generieren. Am Besten wird ihm zur Zusammenstellung der Maßnahme ein Berater oder ein Coach zur Seite gestellt.

Bei Führungskräfte basiert Stress meist auf Grund der hierarchischen Stellung aus Konflikten (vgl. Motamedi, 1999, S.102). Konflikte trainiert man im günstigsten Fall mit einem Konfliktmoderationstraining. Dieses Training beinhaltet eine Konfliktdiagnose, die bei der Führungskraft zu einer verbesserten Wahrnehmung des Konfliktes führen soll. Außerdem werden konfliktvorbeugende und konfliktlösende Maßnahmen vermittelt und in einem Konfliktgespräch geübt (vgl. Rudow, 2011, S. 292 f.).

Am Besten gelingt der Umgang von Stress und Konflikten mit einer Work-Life-Balance. Sie spielt in der heutigen Zeit eine große Rolle im Arbeitsleben da die Grenzen zwischen Arbeits- und Privatleben immer mehr verschwimmen und voneinander abhängig sind (vgl. Badura/Steinke, 2011, S.47). Eine unausgeglichene Work-Life-Balance wirkt sich negativ auf die Leistung und Arbeitszufriedenheit der Führungskräfte aus (vgl. Schönborn/Buchholz, 2009, S.91-112). Hier bietet sich ein arbeitsplatzintegriertes Gruppentraining an. Ein gutes Beispiel ist der Workplace Triple P für die Unterstützung zur Verbesserung der Work-Life-Balance von Eltern im Arbeitsleben (vgl. Kauffeld/Hoppe, 2011, S. 240 f.). Dieses Training umfasst sechs zweieinhalbstündige Gruppentermine und drei bis vier Einzelberatungen von fünfundzwanzig Minuten zu folgenden Punkten:

- Umgang mit Problemverhalten
- Positive Erziehung und Stress
- Stressbewältigung
- Familie und Beruf vereinbaren
- Vorausplanen
- Förderung der kindlichen Entwicklung

Workplace Triple P soll die Kommunikation- und Organisationskompetenzen verstärken und Selbstmanagementstrategien zur Verminderung von Stress und Steigerung der Produktivität am Arbeitsplatz von Eltern schaffen (vgl. Scholl/Eisenschmidt et al., 2011).

Zeit- und Arbeitsdruck sind alltägliche Dinge einer Führungskraft und sie sollten lernen damit umzugehen. Hier schaffen Seminare Abhilfe und die Führungskräfte lernen den Druck zu relativieren. Zeitmangel und Stress wirken sich auf die Gesundheit der Führungskräfte aus und schränkt sie in ihrer Aufgabe ein (vgl. Goldfuß, 2000, S.170 f.). Um dieses bewältigen zu können, benötigen Führungskräfte ein bewusstes Selbst- und Zeitmanagement.

Mit Absicht einer gesunden Führung ist der Umgang mit der Ressource Zeit von hoher Bedeutung. Neben den fachlichen Aspekten darf auch der Umgang und die Kommunikation mit den Mitarbeitern nicht fehlen. Nur wenn die Führungskraft ein gutes Selbst- und Zeitmanagement besitzt ist sie in der Lage Gespräche zu führen, auf individuelle Bedürfnisse einzugehen und Zeit für ihre eigene Gesundheit zu finden.

5.4 Unterstützungsmodell für Führungskräfte

Das Unterstützungsmodell beruht auf dem Austausch von Erfahrungen und Erlebnissen mit anderen Führungskräften oder speziellen Fachtrainern.

Ein Beispiel dafür könnte ein Netzwerk sein was den Führungskräften zur Verfügung steht. Dort werden Dinge ausgetauscht außerhalb ihres Bereiches oder dem Unternehmen (vgl. Dieckhoff/Hoffmann, 2088, S.18). Ein Hilfsmittel für das Netzwerk ist eine sogenannte Wissenslandkarte. Dort notiert man in einen Schema direkt in der Mitte den eigenen Namen. Um den Namen werden weitere Wissensfelder im Bereich gesunder Führung angeordnet die anschließend mit Namen von Experten unterstrichen werden. Das Instrument dient zum Einen dazu, Lücken im persönlichen Netzwerk aufzudecken und zum Anderen den richtigen Ansprechpartner möglichst schnell kontaktieren zu können (vgl. Mandl/Winkler, 2004, S. 31f.). Ein Beispiel hierfür sind Kontakte zu Kliniken für psychisch kranke Menschen, die eine schnelle Aufnahme von betroffenen Mitarbeitern ermöglichen. Um dieses visualisieren zu können helfen einen Computerprogramme wie Microsoft Visio oder ARIS Toolset von IDS (vgl. Langenhan, 2010, S.42).

Um Führungskräfte bei der Entwicklung ihrer Führungsfähigkeiten zu unterstützen helfen Gruppen mit gleichrangigen Führungskräften. Die Gruppe trifft sich in regelmäßigen Abständen und diskutiert und reflektiert ihre Probleme. Am Anfang sollte die kollegiale Beratung zur Unterstützung einen professionellen Berater haben der die notwendigen Kommunikations- und Beratungskompetenzen vermittelt. Im Laufe der Zeit gibt der Berater die Moderation ab und verlässt schließlich ganz die Gruppe. Die Gruppenmitglieder sollten sich gegenseitig vertrauen und wertschätzen, ohne Spannungen und Konflikte auskommen und ein konkretes Ziel besitzen. In diesem Fall wäre es die „Gesunde Führung".

Um das Instrument der Beratung zielführend einsetzen zu können müssen Grundkenntnisse für gesunde Führung vorhanden sein und im Unternehmen teilweise gelebt werden. Die Beratung ist ein Angebot aus dem vielfältigen Themenfeld der gesunden Führung und sorgt vor allem für die nachhaltige Umsetzung im Arbeitsalltag. Zudem wirkt sie gegen die Isolation von Führungskräften (siehe dazu Kapitel 4.1).

Ein weiteres Instrument ist das Coaching von Führungskräften. . Die Fokussierung beim Coaching ist das persönliche Führungsverhalten und der Umgang der Führungskraft mit den Mitarbeitern. Das persönliche Führungsverhalten sind oft wunde Punkte in der Persönlichkeit der Führungskraft die diese nicht allein bewältigen kann. Ziel des Coaching ist es die Probleme zu erkennen und der Führungskraft bei der Lösung seiner Probleme zu begleiten und zu unterstützen. Mit dieser Hilfe vom Coaching soll die Führungskraft ihre Möglichkeiten erkennen und nutzen sowie ihre Wahrnehmung und Verhalten zu reflektieren und zu verbessern (vgl. Eberhardt, 2009, S. 297, Rauen, 2008, S.2). Das Coaching sollte durch einen externen Coach durchgeführt werden. Es sollte vermieden werden dass der eigene Vorgesetzte das Coaching durchführt. Hier birgt die Gefahr dass nicht das gesunde Führungsverhalten im Sinne des Unternehmens durchgeführt wird sondern das persönliche Führungsverhalten des Vorgesetzten. Ein externer Coach kann nach seinen Erfahrungen und Schwerpunkten (z.B. gesunde Führung) ausgewählt werden, er bringt neue Denkansätze mit und spart Zeit dem Vorgesetzten. Ein persönlicher Coach ist etwas kostenintensiver, um eine kostengünstigere Alternative zu wählen bietet sich der Einsatz eines Online - Coaching an. Beim Online-Coaching wird auf direkten Kontakt verzichtet und die Kommunikation erfolgt über E-Mail, Skype oder verschiedene Internet Plattforen (vgl. Rauen, 2008, S.44).

Die verschiedenen Methoden des Coaching zeigen die Bandbreite der Möglichkeiten auf die einer Führungskraft bei der Unterstützung ihrer Führungsfähigkeiten helfen.

Empirische Forschungen zeigen das Coaching sich positiv auf die Persönlichkeitsentwicklung, die Reflexion, auf das Verhalten und dessen Veränderung und auf das Wohlbefinden auswirkt (vgl. Rauen, 2008, S.22). Diese aufgezählten Eigenschaften sind besonders wichtig für eine Führungskraft weil sie sich der Wirkung ihres Verhaltens besser bewusst sein muss um ihren Mitarbeitern Wertschätzung entgegen zu bringen.

Alle Maßnahmen die in Kapitel 5 vorgestellt wurden sind Bausteine zur Etablierung eines gesunden Führungsstils. Unter Beachtung der vorherrschenden Führungs- und Unternehmenskultur wählt man für sein Unternehmen individuell aus und kann bei Bedarf zusätzliche Maßnahmen ergänzen.

6 Diskussion

Dimensionen wie Interaktion, Transparenz, Wertschätzung, Motivierung, Verantwortungsbewusstsein und Werteorientierung sind Dimensionen einer gesunden Führung. Dieses ist jedoch nur möglich wenn das Unternehmen die Gesundheitsorientierung bewusst mit in die Unternehmensstrategie einbindet und durch ein Einsetzen eines Betrieblichen Gesundheitsmanagement (BGM) stärkt. Ein BGM ist aber nicht nur Arbeitsschutz sondern es umfasst hauptsächlich auch die Bereiche Organisations- und Personalentwicklung. Denn diese zwei Bereiche gestalten die betrieblichen Rahmenbedingungen sowie Strukturen und Prozesse, so dass die Führungskräfte und Mitarbeiter zu einem gesundheitsfördernden Verhalten befähigt und motiviert sind und ein gesunder Führungsstil erst möglich ist.

Am Besten wird Gesundheit in allen Arbeits- und Managementprozesse des Unternehmens fundamentalisiert und eine gesunde Unternehmenskultur entwickelt, die Lernprozesse enthält und sich über Mundpropaganda und Netzwerke in der Organisation verbreitet.

Nur wenn die Fundamente eines gesunden Führungsstil bewusst sind können diese auch umgesetzt und bei den Mitarbeiter anerkannt werden.

7 Zusammenfassung

Ein Unternehmen ist abhängig von seinen Mitarbeitern, sie sind der wichtigste Bestand für den Erfolg. Fallen die Mitarbeiter aus gesundheitlichen Gründen aus entstehen dem Unternehmen Mehrkosten und es entsteht eine Lücke an Arbeitsleistung die nur mit einem finanziellen Mehraufwand zu schließen ist. Auch die zunehmende schwierige Mobilisierung von Fachkräften erschwert den Unternehmen sich am Markt zu etablieren. Es ist dringend nötig dass die Mitarbeiter möglichst lange leistungsfähig und motiviert bleiben und an das Unternehmen gebunden werden. Eine gesundheitsfördernde Führung ist die Aufgabe der Führungskräfte und liegt in dessen Verantwortlichkeit. Die Krankenstände der deutschen Unternehmen zeigen auf das dort ein dringender Handlungsbedarf besteht und das eine Investition in ein betriebliches Gesundheitsmanagement sich positiv auf die wirtschaftlichen Konsequenzen auswirken lässt. Es gibt viele verschiedene gesundheitliche Einflussfaktoren die den einzelnen Mitarbeiter schwächen. Um dieses zu verstehen und sich das Ziel der Gesundheitsförderung zuzuschreiben, helfen dem Unternehmen Werkzeuge wie zum Beispiel das Belastungs-Beanspruchungsmodell. Weiterhin müssen Veränderungen oder auch Anpassungen im Führungsverhalten des Vorgesetzten stattfinden.

Eigenschaftstheorien beinhalten die Analyse des Führungsstils und meinen das bestimmte Eigenschaften für eine erfolgreiche Führung verantwortlich sind. Ein weiterer Ansatz sind Verhaltenstheorien. Sie fokussieren sich auf einen einheitlichen Führungsstil und dessen Auswirkungen auf den Mitarbeiter. Ein gesunder Führungsstil der Verhaltenstheorien ist ein Balanceakt zwischen Aufgaben- und Mitarbeiterführung.

Eine weitere Theorie des Führungsverhaltens beschreibt die Interaktionstheorie. Hier steht im Mittelpunkt die Interaktion zwischen der Führungskraft und den Mitarbeiter.

Ein Ansatz der Interaktionstheorie ist das Leader-Member-Exchanges. Es zeigt mit seinen drei Entwicklungsphasen die Austauschbeziehung zwischen Führungskräften und Mitarbeitern auf. Eine höhere Leistung durch einen verbesserten Beziehungsaufbau entsteht zwar nicht aber dafür herrscht eine höhere Arbeitszufriedenheit was die Bindung zum Unternehmen stärkt. Weitere wissenschaftliche Führungsmodelle wie die transaktionale und die transformationale Führung werden beschrieben.

Führung ist jedoch nutzlos wenn man die theoretischen Grundlagen der Kommunikation nicht versteht. Kommunikation ist ein wichtiges Führungsinstrument und steuert zu einem gesundheitlichen Führungsverhalten sowie Führungserfolg bei. Kommunikationsregeln helfen dabei Transparenz und Offenheit zu schaffen und einander zu verstehen. Das erweiterte Kommunikationsmodell oder das Vier-Seiten Modell helfen dabei die Zielgruppe auf verschiedene Ebenen zu erreichen und ihnen somit einen wertschätzenden Umgang zu vermitteln. Fühlen die Mitarbeiter sich verstanden werden sie motiviert.

Es gibt aber noch andere Motive die Mitarbeiter motivieren oder nicht motivieren lassen. Diese entsteht aus sogenannten Wechselwirkungen zwischen den Motiven einer Person und dessen situativen Anreizen. Mithilfe von Motivationstheorien werden die Bedürfnisse des arbeitenden Menschen mit Bezug zur gesunden Führung fundamentalisiert. Führungskräfte können wesentlich zur Befriedigung der Bedürfnisse beitragen wenn sie die individuellen Bedürfnisse ihrer Mitarbeiter kennen. Interaktion, Wertschätzung, Transparenz, Werteorientierung, individuelle Motivierung und das Verantwortungsbewusstsein sind Stufen der gesunden Führung und wirken sich positiv auf die Mitarbeitergesundheit aus. Die Führungskraft hat somit verschiedene Aufgaben und Rollen dessen sie sich bewusst sein muss. Dieses führt jedoch zu Stress und den sogenannten vier Stressoren. Hier können Maßnahmen im Bezug auf betriebliches Gesundheitsmanagement helfen. Die Personalbteilung schafft die Rahmenbedingungen mit dem Ziel das die Mitarbeiter und Führungskräfte motiviert bleiben um lebenslang zu lernen. Werkzeuge sollen dabei helfen die Handhabung und Durchführung eines gesunden Führungsstils zu realisieren. Weiterhin werden Maßnahmen beschrieben die auf ein Seminarkonzept basieren. Dieses entwickelte Seminar hilft den Führungskräften bei dem Aufbau eines gesunden Führungsstils und reflektiert die Rolle der Führungskraft. Zu dem Seminar sollten die Führungskräfte mit einem Coaching unterstützt werden was auf sie persönlich ausgerichtet ist. Das Coaching soll helfen Entwicklungsprozesse der Führungskraft zu strukturieren und geeignete Methoden aufzuzeigen. Weitere mögliche Maßnahmen wären Entspannungs- und Konfliktmoderationstraining, Work-Life-Balance Konzepte, Seminare zur Verbesserung der Selbstmanagementkompetenzen und das Unterstützungsmodell. Alle vorgestellten Maßnahmen in dieser Arbeit sind Bausteine die dabei helfen sollen einen gesunden Führungsstil zu etablieren. Sie sind individuell ausführbar und können durch zusätzliche Maßnahmen erweitert werden.

8 Literaturverzeichnis

Albani, C./G. Blaser et al. (2008).*Psychische Gesundheit und Angst vor Arbeitsplatzverlust.* In: BDP (Hrsg.). *Psychische Gesundheit am Arbeitsplatz in Deutschland.* Berlin: Bundesverband Deutscher Psychologeninnen und Psychologen. S. 16-20.

Badura, B./M. Steinke (2011). *Die erschöpfte Arbeitswelt - Durch eine Kultur der Achtsamkeit zu mehr Energie, Kreativität, Wohlbefinden und Erfolg!.* Gütersloh: Bertels mann Stiftung.

Benz, D. (2009). *Integriertes Gesundheitsmanagement-Ein Leitfaden.* In: W. Kromm/G. Frank (Hrsg). *Unternehmensressource Gesundheit-Weshalb die Folgen schlechter Führung kein Arzt heilen kann.* Düsseldorf: Symposion Publishing, S. 117-131.

Berthel, J/F. G. Becker (2007). Personal Management. *Grundzüge für Konzeptionen betrieblicher Personalarbeit.* (8. überarbeitete und erweiterte Auflage) Stuttgart: Schäfer-Poeschel Verlag.

Blake, R. R./ J.S. Mouton (1995). *Verhaltenspsychologie im Betrieb -Der Schlüssel zur Spitzenleistung.* (3.Auflage). Düsseldorf: Econ Verlag.

Bohulskyy, Y./M. Erlinghagen et al. (2011).*Arbeitszufriedenheit in Deutschland sinkt langfristig.* IAQ-Report. http://www.iaq.uni-due.de/iag-report/2011/report2011-03.pdf. zugegriffen am 08.09.2015.

Buchenau, P./A. Hofmann (2012). *Die Performer-Methode-Gesunde Leistungssteigerung durch ganzheitliche Führung.* Wiesbaden: Gabler Verlag.

Burns, J.M. (1978). *Leadership.* New York: Harper&Row.

Dieckhoff, K./T. Hoffmann (2008). *Gute Mitarbeiterführung-Psychische Fehlbelastungen vermeiden.* Dortmund: INQA.

Eberhardt, D. (2009). *Gesundheitsförderlich führen.*in: W.Kromm/ G. Frank (Hrsg.), *Unternehmensressource Gesundheit. Weshalb die Folgen schlechter Führung kein Arzt heilen kann.*Düseldorf: Symposien Publishing, S. 267-302.

Eilles-Matthiessen, C./S. Scherer (2011). *Bindung, Leistung, Kontrolle und Selbstwertschutz. Die Motive des Mitarbeiters als Perspektive sozial kompetenten Führungsverhalten.* in: B. Badura/A. Ducki et al. (Hrsg.), Fehlzeiten Report 2011. *Führung und Gesundheit. .* Berlin; Heidelberg; New York: Springer Verlag, S. 15-25.

Förster-Trallo, D./T. Rachfall (2012). *Wenn Stress zu Fehlentscheidungen führt.* in: Personalwirtschaft-Magazin für Human Resources 02, S.60-62.

Franke, F./J. Felfe (2011). *Diagnose gesundheitsfördernde Führung-Das Instrument "Health-oriented Leadership".* in: B. Badura/A. Ducki et al. (Hrsg.), Fehlzeiten Report 2011. *Führung und Gesundheit.* Berlin; Heidelberg; New York: Springer Verlag, S. 3-13.

Goldfuß, J. W. (2002). *Endlich Chef-Was nun? Was Sie in der neuen Position wissen müssen.* Frankfurt am Main: Campus-Verlag.

Graen, G. B./m. Uhl-Bien (1995). Relationship-Based Approach to Leadership. *Development of Leader-Member Exchange LMXTheory.*Leadership Quarterly 6, S. 219-247.

Hersey, P./K. H. Blanchard (1982). *Management of Organizational Behaviour* (4.Auflage). New Ypork: Prentice – Hall.

Jaeppelt, A./M. Görcke (2009). *Die neue Generation der betrieblichen Sozial-arbeit.* Münster: LIT Verlag.

Janick, J. M. (2002). *Betriebliches Gesundheitsmanagement-Produktivität fördern,* Mitarbeiter binden, Kosten senken. Wiesbaden: Dr.Th.Gabler Verlag.

Joiko, K./M. Schmauder et al. (2010).*Psychische Beanspruchungen im Berufsleben-Erkennen und Gestalten.* (5., Auflage). Dortmund-Dorstfeld: Bundesanstalt für Arbeitsschutz und Arbeitsmedizin.

Jung, H. (2011). *Personalwirtschaft.* München: Oldenbourg Verlag.

Kamp, L./K. Pickshaus (2011). *Regelungslücke psychische Belastungen schließen.* Düsseldorf: Hans-Böckler-Stiftung.

Kauffeld, S./D. Hoppe (2011). *Arbeit und Gesundheit.* In: S.Kauffeld (Hrsg.). *Arbeitsorganisation und Personalpsychologie.* Berlin; Heidelberg; New York: Springer Verlag, S. 223-244.

Kauffeld, S./P. M. Ianiro et al. (2011).et al. *Arbeits-, Organisation- und Personalpsychologie.* Berlin: Heidelberg: New York: Springer Verlag, S. 67-92.

Kauffeld, S./N. C. Sauer (2011), *Vergangenheit und Zukunft der Arbeits- und Organisationspsychologie.*in: S.Kauffeld (Hrsg.), *Arbeits-, Organisations- und Personalpsychologie.* Berlin; Heidelberg;New York: Springer Verlag, S. 15-28.

Kauffeld, S./C. C. Schermuly (2011), *Arbeitszufriedenheit und Arbeitsmotivation.* in: S.Kauffeld (Hrsg.), *Arbeits-, Organisations- und Personalpsychologie.* Berlin; Heidelberg;New York: Springer Verlag, S. 179-194.

Klein, Z. M. (2003).*Kreative Seminarmethoden-100 kreative Methoden für erfolg-reiche Seminare.* Offenabch: Gabal Verlag.

Kromm, W./G. Frank et al. (2009). *Sich tot arbeiten und dabei gesund bleiben.* in: W. Kromm/G. Frank, *Unternehmensressource Gesundheit.* Düsseldorf: Symposion Publishing, S.27-51.

Krüger, K. (2008).*Wertewandel und personalpolitische Auswirkungen.* In: H.J. Schneider/H. Klaus (Hrsg.). *Mensch und Arbeit.* (11. Aktualisierte und erweiterte Auflage). Düsseldorf: Symposion Verlag.

Kübel, R. (1994). *Aufgaben von Führungskräften.*in: R.Dahlems, *Handbuch des Führungskräfte Management.* München: C.H. Beck , S. 19-36.

Langenhan, A. (2010). *Wissensmanagement-Leitfaden für die Einführung von Wissensmanagement in Unternehmen.* Hamburg: Diplomica Verlag.

Maslow, A. H. (1943), *A theory of Human Motivation.*in: Psychological Review 50, S. 370-396.

Mentzel, W./S. Grotzfeld et al. (2006). *Mitarbeitergespräche.* (6.Auflage). Planegg: Haufe Verlag.

Meyer, M./M. Stallauke et al. (2011). *Krankheitsbedingte Fehlzeiten in der deutschen Wirtschaft.*in: B.Badura/A.Ducki et al., Fehlzeiten Report 2011. *Führung und Gesundheit.* Berlin; Heidelberg; New York: Springer Verlag, S. 223-384.

Motamedi, S. (1999). *Konfliktmanagement- Vom Konfliktvermeider zum Konflik-tmanager.* (2.Auflage). Offenbach: Gabal Verlag.

Mourlane, D., Hollmann, D.&Trumpold, K. (2013) Zitation von Internetquelle. *Führung, Gesundheit und Resilienz*, Zugriff am 20.06.2015. Verfügbar unter http://www.bertelsmann-stiftung.de/de/publikationen/publikation/did/fuehrung-gesundheit-und-resilienz/.

Netta, F. (2011). *Synchronwirkung der Führungskultur auf Gesundheit und Betriebser-gebnis.* in: B.Badura/A. Ducki et al., Fehlzeiten Report 2011. *Führung und Gesundheit.* Berlin; Heidelberg; New York: Springer Verlag, S. 179-190.

Orthmann, A./L. Gunkel et al. (2011). *Ressourcen als Schlüssel für Führung und Gesundheit im Betrieb.* In B. Badura/A. Ducki et al. (Hrsg.). Fehlzeitenreport 2011. *Führung und Gesundheit.*Berlin; Heidelberg; New York: Springer Verlag, S. 135-146.

Ostermann, D. (2010). *Gesundheitscoaching.* Wiesbaden: VS-Verlag für Sozialwissen-schaften.

Pangert, B./H. Schlüpbach (2011). *Arbeitsbedingungen und Gesundheit von Führungskräften auf mittlerer und unterer Hierarchieebene.* in: B.Badura/A. Ducki et al., Fehlzeiten Report 2011. *Führung und Gesundheit.* Berlin; Heidelberg; New York: Springer Verlag, S. 71-79.

Peipe, S. (2003) *Crashkurs Projektmanagement-So setzen Sie ihre Projekte professionell und effektiv ein; das richtige Team finden und zum Erfolg führen.* Freiburg: Haufe Verlag.

Picot, A./R. Reichwald et al. (2001).*Die grenzenlose Unternehmung.* Wiesbaden: Gabler Verlag.

Prümper, J./M. Becker (2011).*Freundliches und respektvolles Führungsverhalten und die Arbeitsfähigkeit von Beschäftigten.* In: B.Badura/A. Ducki et al. (Hrsg.), Fehlzeiten Report 2011. *Führung und Gesundheit.* Berlin; Heidelberg; New York: Springer Verlag, S. 37-47.

Rauen, C. (2008). *Coaching*. (2. Aktualisierte Auflage). Göttingen: Hogrefe Verlag.

Rudow, B. (2011).*Die gesunde Arbeit*. (2.Aufl.). München: Oldenbourg Verlag.

Schmidt, A. (2012). *Mit sich und der Familie im Einklang*. in: Personalwirtschaft Magazin für Human Resources 03, S.46-47.

Schönborn, G./C. Buchholz (2009). *Unternehmenskultur-Erfolgstreiber und Erfolgsbremsen*. In: W. Kromm/G. Frank (Hrsg.). *Unternehmens-ressource Gesundheit-Weshalb die Folgen schlechter Führung kein Arzt heilen kann*. Düsseldorf: Symposion Publishing, S. 91-113.

Schulz von Thun, F. (1993).*Miteinander reden*. Teil 1. Hamburg: Rowohlt.

Schyns, B./T. Paul (1999). *Prüfung einer deutschsprachigen LMX-Skala*. http://www.unileipzig.de. zugegriffen am 03.08.2015.

Siemann, C. (2011). *Gesundheitsfördernde Unternehmenskultur-ein Wunschtraum?*. in: Personalwirtschaft-Magazin für Human Resources 11, S.8-13.

Skakon, J./K. Nielsen et al. (2010). *Are leaders well-being, behaviours and style asso-ciated with the affective well-being of their employees? A systematic review of three decades of research.*in: Work&Stress 24. S. 107-139.

Sohm, S. (2007). *Zeitgemäße Führung-Ansätze und Modelle*. Eine Studie der klassi-schen und neueren Managementliteratur, http://www.bertelsmann-stiftung.de/bst/de/media/xcms bst dms 24969 24970 2.pdf, zugegriffen am 26.08.2015.

Stabenow, D./A. Stabenow (2010). *Führen auf Distanz-virtuelle Zusammenarbeit in der Praxis*. (1.Auflage). Berlin: Cornelsen Verlag.

Steiger, R., Vorw and Villiger, K. (1999) .*Menschenorientierte Führungsanregungen für zivile und militärische Führungskräfte*. Frauenfeld: Huber, Frauenfeld.

Stippler, M./S. Moore et al. (2010). *Führung als Beziehungsphänomen.*
http://www.bertelsmann-stiftung.de/cps/rde/xbcr/SID-894DCA45-
6140680C/bst/xcms bst dms 32939 2.pdf. zugegriffen am 27.08.2015.

Ulich, E. (2011). *Arbeitspsychologie.* (7. Neu überarbeitete und erweiterte Auflage).
Stuttgart: Schäffer-Poeschel Verlag.

Urban, F. Y. (2008). *Emotionen und Führung.* (1.Auflage). Wiesbaden: Gabler Verlag.

Werth, L. (2004). *Psychologie für die Wirtschaft.* (1.Auflage). München: Spektrum Verlag.

Widmaier, S. (1991). *Wertewandel bei Führungskräften und Führungsnachwuchs-Zur
Entwicklung einer werteorientierten Unternehmensgestaltung.* Konstanz: Konstan-
zer Schriften zur Sozialwissenschaft.

Wochenspiegel (2015), *Dopen für den Job,* (26. Jahrgang-Nr.17) Zugriff am
20.06.2015. Halle/Saale: , Wochenspiegel-Verlags-Gesellschaft mbH&co.
KG, S.1.

Yuki, G. A. (2002). *Leadership in organizations.* (5.Auflage). Upper Saddle River,
Pearson: Prentice Hall.

Zimber, A. (2011). *Gesundheitsfördernd führen.*in: B.Badura/A.Ducki et al., Fehlzeiten
Report 2011. *Führung und Gesundheit.*Berlin; Heidelberg; New York: Springer Verlag, S. 111-119.

Zimber, A. (2006). *Wie Führungskräfte zur Mitarbeitergesundheit beitragen können.*
Eine Pilotstudie in ausgewählten BGW-Mitgliederbetrieben. *Führung und Gesundheit.*
http://www.bgwonline.de/internet/generator/Inhalt/OnlineInhalt/Medientypen/Fachar
tikel/BGW-Projekt20FC3BChrung20und20Gesundheit.property=pdfDownload.pdf.
zugegriffen am 12.08.2015.

9 Abbildungs-, Tabellenverzeichnis

9.1 Abbildungsverzeichnis

9.2 Tabellenverzeichnis